U0012242

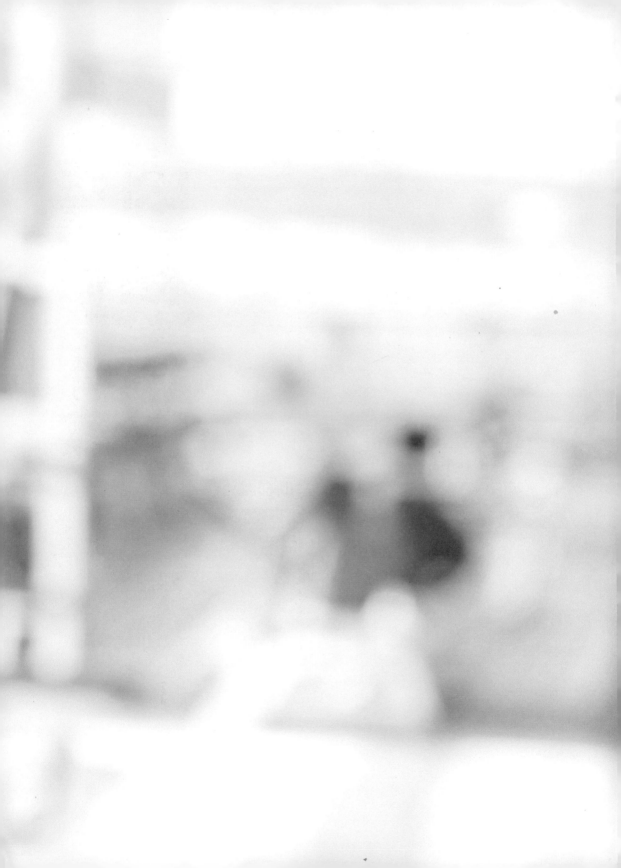

我這樣吃外食，肉鬆醫生變型男

連天豪用早餐店、超商、自助餐等
外食研發菜單，微微運動、不節食，
輕鬆瘦回20歲

台大肝膽腸胃
暨小兒專科醫師
連天豪｜著

contents 目錄

第6章

重點不是體重，而是體脂肪率

自序

我用腸胃身體親自驗證，
讓你安全減重、瘦得有型

孔子說；「三十而立」，是說人到30歲可成家立
業，並依循禮教，立身處事於社會當中。而對今年35
歲的我來說，除了立身立業，更希望可以立言，
而著書正是立言的最好方式。但我的醫學專業
領域涵蓋範圍這麼大，要寫什麼才是對一般
民眾最直接、有用的呢？

我想到在日常門診中，有許多高血
壓、高血脂、糖尿病、胃食道逆流、B型
肝炎帶原合併脂肪肝的病人，我都勸他們
要減重，這樣才能把病情控制得更好，甚至能
減少藥物的使用。這些病人大都真心接受我的

建議，卻無甚成效。現代資訊發達，電視節目、媒體、網路，時不時就在討論如何減肥，到處都可以獲得此類資訊，但為什麼照著做卻還是失敗呢？撇開一些謬誤的訊息不談，即使是正確的原則，當病人執行時，才發現其中有滯礙難行的部分，理論和實際操作必然有出入。

我從小就是個胖子，大學畢業後第一次瘦身就成功，後來因一場意外致使我又發胖，然後再次減重成功。兩次在不同的生理條件下，用不同方式控制體重，我很明白不同的年齡和環境，會造就不同原因的肥胖，絕不是單一種減肥方法就能搞定，過程中所遭遇的困難和痛苦，我也一清二楚。於是，我決定將多年來的親身經歷，結合醫學上的理論基礎和實際做法，寫出來告訴大家，盼能真正幫助有需要的讀者。

然而，還有一部分人，以醫學的數字指標來評估，他們的肥胖並沒有達到疾病的狀態，但仍舊有身體上的不適。這些健康問題檢查到最後，經常發現還是和體脂肪偏高、肌肉組成偏低有關。要知道，醫學報告的參考數據只是一個平均值，並不是沒超過上限，就代表一定沒問題。因此，與其說這是一本教人減重的書，還不如說是一本藉由正確控制體重方法，讓人恢復健康，在生活上也能持續奉行的圭臬！

不過寫書還真的不容易！雖然我寫的是自身經驗，可是為了糾正許多坊間錯誤的謬論，我在書中提到不少醫學理論。不同於學術

論文，這書是要呈現給普羅大眾閱讀的，把理論寫得太精簡，大家讀不懂；寫得詳盡，可能又太艱深，讓人看不下去。所以常常寫了一段，隔天看看不滿意，又再修改好幾回。加上白天有日常工作，我幾乎只能利用凌晨的時段來寫，原以為半年內就可以完成的事，竟拖了一年才交稿。

但我可沒有因為寫書的焦慮，以及生活累積的勞累，就又開始暴飲暴食喔！午夜埋頭寫作時，有好幾次都想把手伸向廚櫃，不過看看自己目前的體態、並看到紙稿上親手寫下的健身分享，終究意志力與堅定實行的基礎代謝法，還是讓我戰勝了饑餓感。

記得底稿快完成的前幾天，我去剪頭髮，設計師告訴我出現一根白頭髮時，內心真的百感交集。白頭髮的出現時間，和遺傳有很大關係，因為我父母都是年紀很大時才長白髮，沒想到我為了這本書，這麼早就出現了人生第一根白髮。但一方面想到我這三十立言終能付梓，又覺得十分高興。

小時候讀名人傳記，非常崇拜史懷哲的行醫精神，我雖無法像他一樣遊歷世界助人，但希望藉由此書的出版發行，將我的健康理念推廣到各個角落，幫助更多人重拾健康！

第 ① 章
只花四週，
我從肉鬆醫生變型男

第**1**節

我身高175、體重64，看起來卻是個胖子

在相同體重下，若身體脂肪比例高，外型就會顯腫；若肌肉組成較多，看起來則精壯結實。

2014年我在診所接到了一通電話，是一間媒體通路公關公司的業務Tiffany打來的，說要找專業醫師拍一個健康食品的廣告，問我有沒有興趣。見面後，她說是因為有業主委託，想找肝膽腸胃專科醫師為產品代言，經過一些調查後，發現我的醫術和形象，獲得許多病友的認同，於是便主動提出邀請。

和廠商正式會面後，他們拿出商品及委託某醫學中心做的實驗報告，告訴我這產品已獲得國家健康食品認證，而且廣告中的每一個字，都經過衛福部審核通過。會面結束後，我花了很多時間仔細研究產品，並陸續問了許多問題，他們的回答也都讓我滿意，在確定安全無虞之下，我們便正式簽約定案了。

簽約後的第一件事就是定裝，定裝後兩週即正式開拍平面廣

告。在到達現場，梳化完畢後，我就被送進攝影棚裡，按照攝影師的指示，拿著產品做出各種表情和動作、手勢。

果然隔行如隔山，當廣告模特兒真是不容易！攝影師告訴我，很多平面廣告上好看的姿勢，都是不符合人體工學的，常常光擺一個姿勢就要「用力」喬很久，有時候角度對了，臉卻笑僵了，有時表情到位，肩膀卻歪了。等到終於拍完收工時，我早已全身僵硬、痠痛到不行。

本以為我為了拍照這麼努力減重，效果一定不差；幾週後，公關公司傳來製作好的平面廣告。當我看到宣傳單上自己的照片時，忍不住吶喊：天呀，臉怎麼看起來那麼腫！我的身材明明不差呀（當時的我身高175公分，體重64公斤），為什麼會這麼不上相啊？

原來，在相同的體重下，若身體脂肪比例高，外型就會顯得臃腫；若肌肉組成較多，看起來則精壯結實。我當時一定是脂肪比例過高，所以才會看起來這麼腫，幸好平面廣告可以透過修片來改善，讓我瞬間從肉鬆醫生變型男。但問題來了，四週後我就要拍同一系列的電視廣告，在動態影像無法修片的狀況下，我該怎麼辦？

你是體育老師嗎？不，我是醫生

終於到了正式拍攝日，我準時抵達位在新莊的片場，大鐵門一拉開，攝影棚內正在拍攝小朋友的鏡頭，周圍聚集了滿滿的人，

有劇組工作人員、廣告公司的人、廠商代表、小朋友的家人或經紀人，看到這50人左右的大陣仗，頓時感到壓力直衝腦門，一陣慌張。此時公關公司的業務Tiffany發現我到現場了，便過來招呼我到梳化間整理造型。

「奇怪！你是不是比四週前拍平面廣告時瘦很多啊？」她看到我的第一眼就問道。

「有嗎？可是我的體重沒有明顯差異呀？」我回答。

「可是你看起來真的變瘦！難道是我的錯覺？」

「哈！其實我的體重跟之前差沒多少啦。只是上次看到自己那個水腫的平面廣告後，我在飲食上做了立即的改善，研發一套外食族適用的甩油菜單，還發奮做祕密特訓，**把脂肪轉成肌肉，讓身體跟肩膀看起來更精實**。另外，還用**消水腫揉臉操，讓臉變小**，多管齊下，只花不到四週，整個人看起來就感覺變瘦了。」

妝髮完成後，我進入片場，發現當中有一個捲髮爆炸頭的小男孩很老練，他的節奏和動作總能帶動其他小朋友更加投入。

在旁邊等待拍攝時，爆炸頭小男孩突然問我：「你真的是醫生嗎？」

我開玩笑說：「我演得很像吧？」

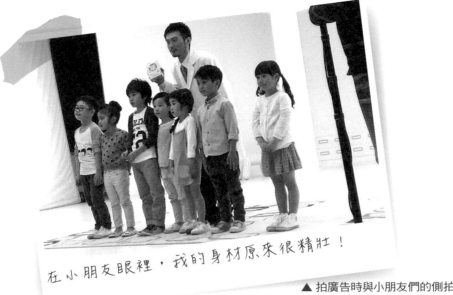

在小朋友眼裡，我的身材原來很精壯！

▲ 拍廣告時與小朋友們的側拍。

此時工作人員已布置完畢，要拍和小朋友共演的鏡頭。要同時控制七個小朋友說話和動作的節奏，實在比想像中難多了，好不容易導演宣布完成，放午飯休息，下午再拍我個人的部分。

才剛回到梳化間，剛才那個爆炸頭男孩就牽著媽媽一起走進來，歸還廣告穿的衣服，接著要趕場去新戲開播的記者會。小男孩走到門口時，突然轉過頭來對我揮手道：「醫生叔叔，拜拜！我剛剛問過導演了，原來你真的是醫生，但我覺得你的身材比較像體育老師喔！」

哈！真是太開心了，我像體育老師這個評價，是在稱讚我體格優吧，**沒想到才四個禮拜，我就從腫醫師變回從前20歲的體魄，真不愧我辛苦的四週特訓！**瞬間感到自信滿滿，迎接下午的獨角戲。

第**2**節

當年78公斤的我，不用看也知道是胖子

人為何年齡越大越容易發福？
因為身體代謝率會隨著年齡增長而變差。

目前已拍過幾支廣告的我，可不是天生麗質的型男，相反的，我從小就是個胖子。幼稚園時期，圓滾滾的身材大家都說我很可愛，小學時也還勉強稱得上古錐，可是一到國中，區區157公分的身高，卻重達60公斤，整個人看起來又矮又胖、頭又大，毒舌的同儕們於是給我取了個難聽的外號──大番薯，沒錯，就是漫畫老夫子裡的那個大番薯。

國中畢業考上建國中學後，身高好不容易拉高到170公分，體重卻同步增加到80公斤，所以外號就從大番薯變成小胖。說也奇怪，那時候我的外型雖然常被人拿來取笑，但我一點也不覺得難過；看到自己和大家一起拍照時的肥胖模樣，還滿開心的。

進了台大醫學系後，好不容易減重成功，沒想到在大七實習

時，卻經歷了一場愛滋針扎意外（詳見後記）。爾後雖然健康無虞，但卻養成吃宵夜的習慣。畢業後擔任住院醫師，常熬夜值班、作息不正常，發洩壓力的方式，就是和同事、朋友到處吃吃喝喝，更加速復胖。

首先是皮帶越放越長，腰圍值從28吋上升到34吋，整件褲子繃到無法再穿，相信許多男生對以下這句話都深有同感：「我年輕（或當兵）時很瘦，是出社會後才變胖……」。

當驚覺自己腰圍多了一大圈後，為了健康及身材著想，我開啟了塑身計畫，本以為可以像年輕時一樣，少吃多運動就能輕鬆甩油，結果卻發現困難重重，常常餓到頭昏眼花冒冷汗，還是瘦不下來。

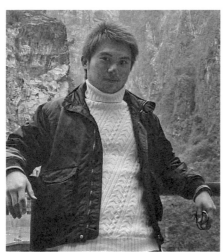

▲ 2007年在台大擔任住院醫師時，曾胖到78公斤。

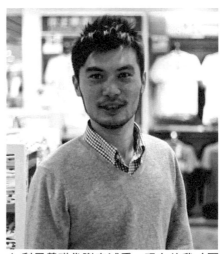

▲ 利用基礎代謝率減重，現在的我（圖為2013年）已成功瘦到64公斤。

　　為什麼會這樣？原來是我忽略**身體代謝率，會隨著年齡增長變差**的事實。

　　代謝變差是什麼意思？講個例子，年輕時，你去吃到飽的餐廳大吃一頓後，下一餐甚至下兩餐都不會感到饑餓。

　　因為你那一頓吃下的總熱量，絕對超過維持基礎生命所需的能量（**成人每天需攝取熱量＝體重X30**）。兩者相減後剩餘的熱量，會被人體儲存起來，等到下一餐需要能量時，再釋放出來使用。

　　假設你目前體重為60公斤，維持你一天基礎生命所需的能量就是1800大卡（60×30），如果你中餐吃了2000大卡，這代表你晚餐不會感到饑餓，因為上一餐多吃的，下一餐會燃燒掉，這就是代謝好，體內不會堆積多餘的熱量。所以只要好好控制每天總食入的卡路里，就不會發胖。

　　可是人一過30歲，往往會發現這餐明明吃很多，可是下一餐的時間到了，怎麼還是感到饑餓，不吃就會餓得頭昏眼花，奇怪，上一餐多吃的熱量去哪了？

　　其實這些**熱量並沒有消失，只是被人體儲存起來後，很難輕易釋放出來**。身體存下多餘的熱量，卻不能在需要能量時快速釋出燃燒，只會叫你繼續進食，這就是代謝變差的表現，也是人年紀越大越容易發胖的主因。

每天要控制 ── 多少熱量才不會發胖？
超簡單基礎代謝率計算法！

一般來說，人在30歲前若沒有太大的健康問題，只要控制好吃進去的總熱量，控制體重根本就不是難事。那麼，一個人一天到底需要多少熱量，才能維持基本生命機能又不會發胖呢？這就要先介紹基礎代謝率。

基礎代謝率是什麼？

就是身體在不動的狀態下，光維持呼吸和體內運作需要消耗的能量。換句話說，就是**你躺在床上一整天不動，身體也會自然消耗的熱量**。那麼，一個人的基礎代謝率（Harris-Benedict Equation of Basal Energy Expenditure＊）是多少呢？它有個簡化的公式如下：

> **基礎代謝率的計算公式：體重×30（不論身高）**
> （因為成人維持每公斤的體重需消耗30大卡，以體重60公斤的人為例，乘以30等於1800大卡，就是你一天需要的熱量。）

此計算式僅限年滿18歲的成年人，至於3歲以下的小孩，要將體重乘以100，例如一個12公斤的兩歲小孩，一天則需要1200大卡的熱量作為基礎消耗，若不足1200大卡，這小孩就會越來越瘦。至於3至5歲的小孩，則將體重乘以90。隨著年齡的上升，乘以的數值將會下降，到了18歲後，就固定將體重乘以30。

---

* 基礎代謝率的簡化公式是體重×30，但若想計算最正確的代謝率，又分為男性與女性。

男性：66+（13.7x 體重）+（5x 身高）-（6.8x 年齡）。

女性：655+（9.6x 體重）+（1.7x 身高）-（4.7x 年齡）。

雖然男女公式算法不同，但只要身高越高、體重越重的人，維持生命的基礎代謝率就相對越高；而年齡越大，基礎代謝率便會下降。

由此可知，一個80公斤（一天的基礎代謝率為2400大卡）的人，如果一天只吃1800大卡，會發生什麼事呢？答案就是他的體重會慢慢往60公斤靠攏！說穿了，只要控制吃下肚的熱量，就算不需要運動，也能達到減輕體重的效果。

一個80kg的人若一天只吃1800kcal → 體重會往60kg靠攏。

當前體重每日需要熱量：80kg×30 =2400kcal

目標體重每日需要熱量：60kg×30 =1800kcal

影響基礎代謝率的原因

　　除了身高、體重與年齡外，還有以下幾個因素會明顯影響基礎代謝率。

身體組成——注意別誤減肌肉

　　兩個年齡、身高甚至體重都相同的人，一個是肌肉發達的運動員，另一個是脂肪比例較高的一般人。他們的基礎代謝率會一樣嗎？當然不一樣，運動員的基礎代謝率比較高。身體的肌肉組織比例越高時，基礎代謝率就越高，減重成功率自然高於一般人。最重要的是，減重時若造成肌肉組織流失，會導致基礎代謝率下降，使減肥難度提高。

體溫越高、熱量消耗越多

　　體溫每上升攝氏一度，基礎代謝率便上升13%，所以平均體溫較高的人，基礎熱量消耗也大一點；同理，身體發燒時，熱量消耗也會變多。體溫偏低的人基礎代謝率較低，熱量消耗少。

冬天才該減肥，不是夏天

　　相較於體溫，當天氣變冷時，身體為了對抗低溫，基礎代謝率會自然上升，脂肪燃燒速度變快，這時降低卡路里的攝取量，甩脂的效果會很好，也就是說，**冬天其實才是減肥的好時機。**

荷爾蒙也會左右體重

甲狀腺素和腎上腺素都是體內荷爾蒙，當這兩個激素上升時，基礎代謝率也會提升。除了相關疾病造成這些內分泌上升外，一般健康的人，如果處在緊張、焦慮、壓力大或情緒亢奮等的心理狀態時，也會造成這些荷爾蒙的上升，進而提升基礎代謝率。（詳情參考第3章）

計算標準體重

除了知道基礎代謝率外，到底體重要多少才算健康、標準呢？下面教大家用BMI來算出標準體重。

BMI（Body Mass Index）是指身體質量指數，算法為體重除以身高的平方，體重的單位用公斤，身高的單位用公尺（kg／m²）。此數值若超過24就是過重，超過27就是肥胖，男女通用。

例如：一位身高170公分，體重80公斤的男性，其BMI值計算式如下：

體重（kg）÷身高的平方（m²）

80÷（1.7X1.7）＝80÷2.89 ≒27.68→肥胖

　　以一個身高170公分的人來說，他的體重應該在69公斤（1.7 X 1.7 X 24= 69.36）以下才不過重。要是他超過78公斤（1.7 X 1.7 X 27=78.03）就是肥胖，會有健康上的問題。只是，若你的體重在標準範圍內，是不是就沒有肥胖問題呢？

　　當然不是，其實臨床上有很多BMI正常的人，卻仍有高血壓、高血糖、高尿酸、高血脂、脂肪肝等肥胖相關疾病。因為這些「貌似不胖」的病人，仍可能因為天生基因的差異，造成脂肪代謝較差，或胰島素阻抗性較大等問題。他們若能再稍微減點重，也可以少吃一點藥物，健康便多一點。

　　但如果你的BMI已經小於18.5，就不要再瘦了，體重如果長期過輕，不但會使免疫功能變差，也會造成骨質疏鬆、掉髮、經期失調、貧血等問題，對健康危害非常大。

表1-1 成人的肥胖定義（20～60歲成年人）

BMI 體重分類	<18.5	18.5-24	24-27
	體重過輕	正常體重	過重
	27-30	30-35	>35
	輕度肥胖	中度肥胖	重度肥胖

第**❸**節

餓昏了還是瘦不了？問題出在飲食習慣

老是用「只吃一小口，沒關係吧」來安慰自己，
你永遠擺脫不了胖子的宿命。

　　一個人之所以會發胖，都和熱量攝取脫不了關係，因為光運動，對瘦身效果其實很有限。當我仔細檢討出社會後一直瘦不下來的理由，發現主要是攝取過多高熱量飲食而不自覺，而且經常犯以下幾個不良的飲食習慣。

只吃一小口應該沒關係吧？

　　明明才剛吃完早餐，結果同事帶來好吃點心，就分食了一點；午餐明明吃很飽，結果同學、同事一吆喝，就跟著訂下午茶。下班回家路上忍不住誘惑，又先吃了一份蔥油餅。就連看電視、電影時，手上也非要拿包零食才有滿足感。

這就是胖子的壞習慣，每餐不一定都吃很多，但就是不停的補充熱量！而且，經常用「不過也才一小口！」的想法來安慰自己。但事實上，東吃一點西吃一點的結果，就會累積多餘的熱量，離甩脂的目標越來越遠。因此，改掉只吃一小口的習慣，是保持良好身材的第一步。

每天一宵夜，吃出16公斤肥肉

現在人普遍晚睡，晚餐飯後到睡前常常還有一大段時間，肚子空空不好睡覺，所以養成吃宵夜的習慣，可是這種吃飽睡的爽快，不只加速肥胖、也危害健康。

宵夜常吃的鹽酥雞，小份（150公克）就高達585大卡、炸雞排一份650大卡、臭豆腐490大卡、蚵仔煎520大卡，泡麵看種類，但一包也大約有500大卡熱量。

以每公斤體重、每天消耗30大卡的基礎代謝率來看，每天吃一份宵夜，等同於供養身上16至21公斤的肥肉。舉例來說，一個50公斤的人，每天只要攝取1500大卡（50x30=1500）的熱量，就能維持50公斤的體重。但若你晚上多吃了一份650大卡的炸雞排當消夜，就等同吃下71公斤的人所需的熱量。

> 1500kcal＋650kcal=2150kcal
>
> 2150kcal÷30kcal=71.6kg
>
> →50kg的人吃下71kg的人需要的熱量，自然會變胖

表1-2 常見宵夜熱量表

消夜	熱量	消夜	熱量
鹽酥雞	585 kcal	泡麵	400~600 kcal
炸雞排	650 kcal	燒肉粽	400~600 kcal
臭豆腐	490 kcal	肉圓	450 kcal
蚵仔煎	520 kcal	洋芋片一包	460 kcal
夾心餅乾一片 （巧克力、花生、起司）	50~90 kcal	炸薯條 （或地瓜條）	350 kcal

每天一杯珍奶，月養11公斤脂肪

以一杯三分糖的700毫升手搖飲料來說，熱量至少有350大卡以上。若將350大卡除以30，約等於11，代表光這杯飲料，就贊助了你身上11公斤的肥肉，是不是很驚人？很多人會問，那可以喝果汁嗎？

事實上，**水果直接吃比打成汁更能獲得完整的纖維素**，這些纖維素除了利便，又能增加飽足感，畢竟一般市售的果汁，一定會加糖提升甜度，讓人無意間攝取多餘的熱量。

那運動飲料呢？一瓶600毫升的運動飲料也有170大卡，天天一瓶，等於養出6公斤的肥肉！所以請務必戒掉含糖飲料。

水果也要慎吃！一顆芒果不輸一塊蛋糕

水果之間也差異很大，10個櫻桃和10個小番茄吃下去飽足感差不多，但10個櫻桃是70大卡，而10個小番茄只有30大卡；同樣的，吃下重量相等的蘋果和芒果，芒果的熱量足足是蘋果的兩倍。所以很多「感覺上」差不多的食物，它們真實的熱量和你以為的落差很大，所以一定要慎選。

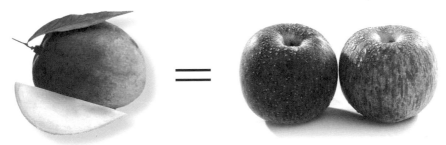

▲ 一顆芒果的熱量是蘋果的2倍。

以一週為單位，記錄整週吃下的食物

拜網路資訊所賜，我們現在可以輕易上網查到食物的熱量，記錄每天吃進的總熱量。當然每天的攝取量會略有起伏，平日和週末還可能落差很大，但無妨！只要將每週食入總熱量除以7，平均在每天的目標熱量內，而且身體無不適感，就可以安心了。然後，持續維持下去，就可以比預期更快達成目標體重。

如果你發現一週下來吃進去的熱量比目標熱量高，那就要檢討是哪一天吃進熱量過高的食物，然後，把超量的卡路里當作預支，在下一週扣掉上週多吃的，才能取得平衡。

當你養成習慣後，就能練就對食物熱量的直覺，知道要避開哪些食物，更快達成消脂目標！（一週熱量記錄表請見第180頁）

※目前有許多可供智慧型手機使用的熱量計算APP程式，如「Noom Coach:Weight Loss Plan」、「腰瘦心機」、「Calorie Counter」等。

表1-3 常見水果熱量表

水果	重量	熱量	水果	重量	熱量
木瓜	1顆400g	100kcal 低熱量具飽足感	蓮霧	1顆80g	45kcal 低熱量具飽足感
蘋果	1顆160g	75kcal	酪梨	1顆250g	330kcal
香蕉	1根190g	120kcal	奇異果	1顆85g	45kcal 下午茶好選擇 富蛋白質的熱量
洋梨	1顆320g	145kcal	香瓜	1顆360g	90kcal
葡萄柚	1顆340g	85kcal	聖女番茄	1顆8g	3kcal 水果中蛋白質較高
泰國芭樂	1顆480g	180kcal 去芯後熱量同木瓜	甜柿	1顆180g	130kcal
玫瑰桃	1顆130g	65kcal	土芭樂	1顆150g	60kcal
荔枝	1顆20g	7kcal	哈密瓜	1顆730g	160kcal
水蜜桃	1顆150g	65kcal	加州李	1顆110g	65kcal
柑橘	1顆190g	65kcal	鳳梨	1顆2400g	680kcal
百香果	1顆100g	65kcal 水果中蛋白質較高	柳丁	1顆170g	60kcal
櫻桃	1顆10g	7kcal	芒果	1顆370g	180kcal
檸檬	1顆100g	30kcal	葡萄	1顆10g	5kcal
棗子	1顆70g	60kcal	草莓	1顆11g	4kcal
楊桃	1顆250g	85kcal	小玉西瓜	1顆4000g	775kcal
水梨	1顆270g	85kcal	龍眼	1顆10g	5kcal
枇杷	1顆70g	20kcal			

（※水果重量皆為中型尺寸大小）

第 2 章
我三餐外食這樣吃，越吃越精瘦

第**❶**節

我的外食三餐菜單，
輕鬆瘦肚甩油

利用腸胃科的專業，我自行研發外食甩油菜單，
順利在一個月內把脂肪轉成肌肉。

　　在一般人或患者眼中，代表健康救星的醫生，很難和不健康或
疾病畫上等號。不過醫生也是人，加上並非朝九晚五的上班族，而
是早晚班輪著上的「服務業」。儘管排班有一定的規律性，但有時
候遇上突然湧現的病人潮，加班也是家常便飯。此外，這是一份專
門處理「生命」的職業，遇到狀況棘手的病人，也會讓身心處於不
穩定的壓力鍋中。

　　以我來說，目前一星期工作六天，晚班下班後回到家往往超
過11點，有時候隔天還接著上早班，繁忙的工作讓我成為無法餐餐
自炊的重度外食族。再加上中年之後代謝變差，讓我在拍平面廣告
時，看起來更顯臃腫，幸好我利用腸胃科出身的專業，自行研發出
三餐外食的甩油清單，順利在一個月內把脂肪轉成肌肉，全身更精

表2-1 連天豪的外食甩油菜單

	早餐	中餐	下午茶	晚餐
星期一 **1650** kcal	火腿起司蛋堡+黑咖啡 300kcal	10個鍋貼 650kcal		牛肉麵 700kcal
星期二 **1462** kcal	鮪魚蛋餅 300kcal	乾麵+燙青菜 450kcal	無糖豆漿350cc 112kcal	10個水餃 600kcal
星期三 **1235** kcal	三角飯團 220kcal	海鮮炒飯 800kcal	10顆腰果 85kcal	1個芭樂+10個聖女番茄 130kcal
星期四 **1455** kcal	蘿蔔糕兩片 280kcal	雞腿便當 850kcal		微糖豆漿500cc +木瓜1個 共325kcal
星期五 **1295** kcal	藍帶豬排三明治 500kcal	烤地瓜+茶葉蛋 385kcal	香草冰淇淋 110kcal	香菇蔬菜粥 300kcal
星期六 **1570** kcal	沙拉麵包 370kcal	魯肉飯+油豆腐+ 魯白菜 650kcal		義大利肉醬麵 550kcal
星期日 **1845** kcal	紅豆麵包+ 全脂鮮奶350cc 550kcal	蘋果1個+柳丁兩個 195kcal		豬排定食套餐 1100kcal

實，並克服成年與中年後重塑身材的難關。

有段時間我的體重75公斤，但目標體重是70公斤，使用這個平均一天攝取1500大卡的食譜，**在完全不需額外運動下，二個月不到就達到目標了。**

同樣一份菜單，不同體重的人會得到不同的成效，請參考下表。至於如何針對個人情況調整，後面另有說明。

表2-2 同一份菜單、不同體重的人，
一個月可達到的成效

減肥前體重	減下的公斤數
80kg	3.5kg
75kg	2.9kg
70kg	2.3kg
65kg	1.8kg
60kg	1.2kg
55kg	0.6kg

這食譜是一週合計共10512大卡的熱量，平均一天1501大卡。

只要平日有控制，假日大吃也不怕！

　　從我的一週菜單可以看出，想變精實不一定要吃得非常少。就像週日晚餐的豬排定食套餐，即使換成牛排套餐，熱量也差不多，重點在於只要控制平日飲食，就算假日大吃一頓也無妨。

　　而某些日子，由於午餐配的食物熱量稍低，下午恐怕會挺不住，或者純粹嘴饞想吃，所以安排了下午茶點。這些點心熱量都不高，也是低升糖指數的食物（見第86頁），讓你吃完後，晚餐還能少吃一點，總熱量控制在每日攝取範圍內。

　　當然，若你覺得還可以再減少一點熱量，請自行調整。例如鮪魚蛋餅改成鮪魚三明治、炸雞腿裹的粉和雞皮不要吃、全脂鮮奶改低脂、燙青菜不要加肉燥等等，都可以讓總熱量再低一點，瘦的速度也可以再快一點。

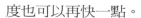
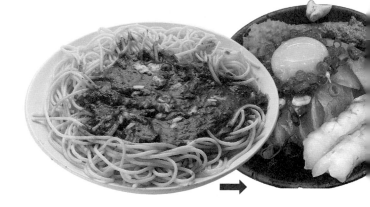

▲ 週末晚上，將義大利肉醬麵換成生魚片蓋飯，不但熱量相等又更耐餓。

　　相反的，如果你執行這個菜單時，覺得相當饑餓難以忍受，又或者頻繁出現低血糖的症狀（頭昏、手抖、心悸、心慌、冒冷汗），則可能是因為體內的荷爾蒙調整，跟不上熱量驟減的速度。此時就得將食物，換成以蛋白質為主成分，但熱量相等的食物。

　　例如將十顆水餃，換成520克的水煮雞胸肉，熱量相等但更耐餓。或是雞腿便當的白飯只吃一半，但加喝350毫升的無糖豆漿，提高耐餓度、但總熱量不變。此外，用生魚片蓋飯取代義大利肉醬麵也不錯。或把以澱粉為主的兩片蘿蔔糕，換成一個大肉包、沙拉麵包換成熱狗麵包，都可以在總熱量不變之下，增加蛋白質，減少醣類攝取量。（蛋白質較醣類更耐餓的原理，請見第4章）

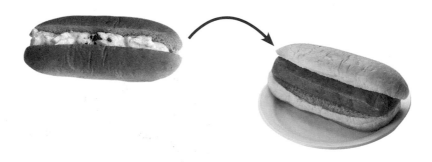

▲ 將沙拉麵包換成熱狗麵包，不僅熱量不變，還能增加蛋白質。

第 **2** 節

想瘦回20歲，
你該有的熱量概念

早餐吃再多也不會發胖？
錯！它會提高你瘦身的難度。

　　對大多數人來說，外食既然無法避免，就要對吃進肚的食物熱量有點概念才行。接下來，透過一些常見食物熱量表及簡單比較，今後對於選擇什麼東西吃下肚，能更有意識的避開高熱量食物。

　　來考一下你對熱量的概念，先從早餐開始吧！

Q1　火腿蛋三明治和火腿蛋餅，哪個熱量比較高？
答案：火腿蛋餅熱量比較高，約380大卡，而火腿蛋三明治大約270大卡，為什麼差這麼多呢？因為煎蛋餅的過程中，會沾上很多油。大家可以感受到1公克脂肪可以產生9大卡的威力了吧！

Q2　火腿蛋餅和鮪魚蛋餅，哪個熱量比較高？

答案：還是火腿蛋餅比較高，鮪魚蛋餅熱量約300大卡，雖然火腿和鮪魚同屬蛋白質，但**魚類料理的熱量通常比豬肉低**。另外，培根因為油脂豐富，熱量比火腿更高。

　　有感覺了嗎？**料理過程中，油用得越多，熱量就越高**。此外，還有一些隱形的油脂來源，像是搭配食物的佐料，美乃滋、沙拉醬、乳瑪琳（奶油）、花生醬等等。這些佐料的熱量，一匙從50到100大卡不等，況且我們常常不只加一匙。

　　水煎包吃一個吃不飽，我通常吃兩個，那就有600大卡囉！小籠包一籠8個，吃完很有飽足感，但熱量高達800大卡。所以有些人一頓早餐吃下來，熱量就有6、700以上，如果再加個飲料，就要破800、1000了，光早餐就提高瘦身的難度！

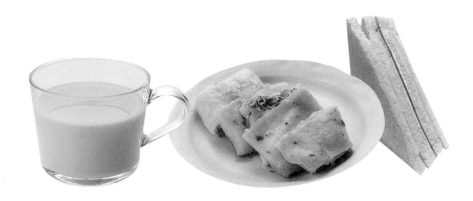

表2-3 常見外食早餐熱量比較

熱量 低 → 高

紅茶（350cc）110kcal	無糖豆漿（350cc）112kcal	低脂鮮奶（350cc）138kcal
奶茶（350cc）150kcal	全糖豆漿（350cc）210kcal	肉包 220~280kcal
三角飯糰 220~250kcal	全脂鮮奶（350cc）220kcal	水煎包 250~350kcal
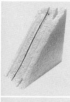 三明治（三角形）260~330kcal	蘿蔔糕（兩片）280kcal	饅頭 280kcal 加蛋變380kcal
蛋餅類 300~390kcal	三明治（兩片土司）300~500kcal	紅豆麵包 330kcal
沙拉麵包 370kcal	菠蘿麵包 380kcal	香雞堡 420kcal
起酥肉鬆麵包 400kcal	豬肉蛋堡 450kcal	蔥油餅 450kcal 加蛋變550kcal
蘑菇鐵板麵加蛋 520kcal	傳統飯糰 550-600kcal	小籠包（8個）800kcal

15種中西式外食早餐組合

下面15項中西式的早餐組合，除了建議搭配外，也將常見的早餐中，熱量過高的組合列出來讓讀者參考。原則上，**建議選擇熱量在500大卡上下的組合。**

〈速食連鎖店〉

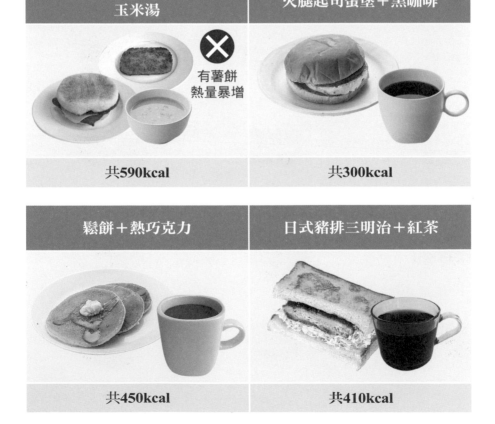

豬肉起司堡＋薯餅＋玉米湯	火腿起司蛋堡＋黑咖啡
✕ 有薯餅熱量暴增	
共590kcal	共300kcal
鬆餅＋熱巧克力	日式豬排三明治＋紅茶
共450kcal	共410kcal

〈西式〉

起司豬排三明治（500kcal）+
柳橙汁（100kcal）

香雞堡（420kcal）+
紅茶（110kcal）

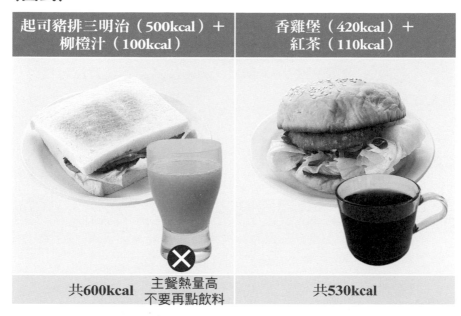

共600kcal　　❌　主餐熱量高
不要再點飲料

共530kcal

培根蛋餅（390kcal）+
奶茶（150kcal）

蘑菇鐵板麵加蛋

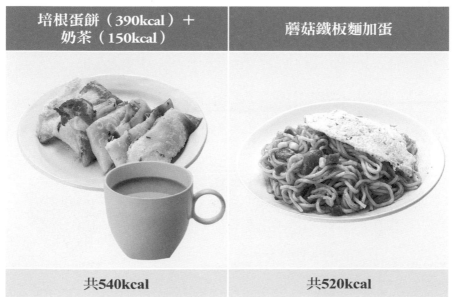

共540kcal

共520kcal

〈中式〉

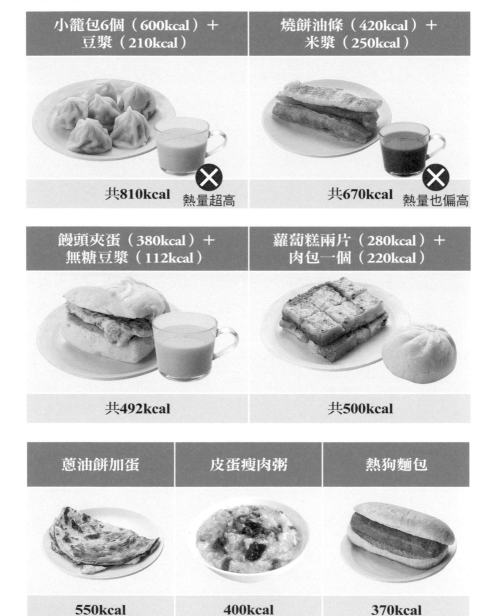

小籠包6個（600kcal）+
豆漿（210kcal）

共810kcal　熱量超高 ✗

燒餅油條（420kcal）+
米漿（250kcal）

共670kcal　熱量也偏高 ✗

饅頭夾蛋（380kcal）+
無糖豆漿（112kcal）

共492kcal

蘿蔔糕兩片（280kcal）+
肉包一個（220kcal）

共500kcal

蔥油餅加蛋

550kcal

皮蛋瘦肉粥

400kcal

熱狗麵包

370kcal

午餐吃涼拌輕食，但要慎選沙拉醬

好吧！既然早餐不小心吃多，那午餐來份便利商店的涼麵和生菜沙拉，應該算低熱量的輕食了吧！

大錯特錯。下次結帳前請看一下包裝上的熱量表，一份涼麵的熱量可能高達600大卡，我甚至還看過900大卡的。生菜本身即便零熱量，但裡面的玉米、紅蘿蔔、水果、馬鈴薯泥，都是有熱量的根莖類植物，再加上沙拉醬，一整包沙拉熱量常常超過150大卡，所以這份「輕食」，其實根本超過750大卡！

下頁表2-4所列出的熱量只是大約值，真實的熱量還會受份量大小影響，例如冷凍水餃就比街上賣的水餃小顆，所以一顆只有40大卡；若是媽媽包的水餃很大顆，熱量自然就高了。同理，如果煮麵湯頭再濃郁一點，或者烹調過程使用勾芡，又或者配料很豐盛，都會再增加熱量。

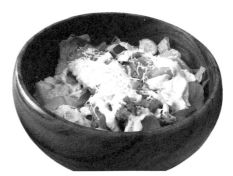

▲ 別以為吃沙拉就沒熱量，加上沙拉醬後熱量往往超過150大卡。

表2-4　常見外食午餐熱量比較

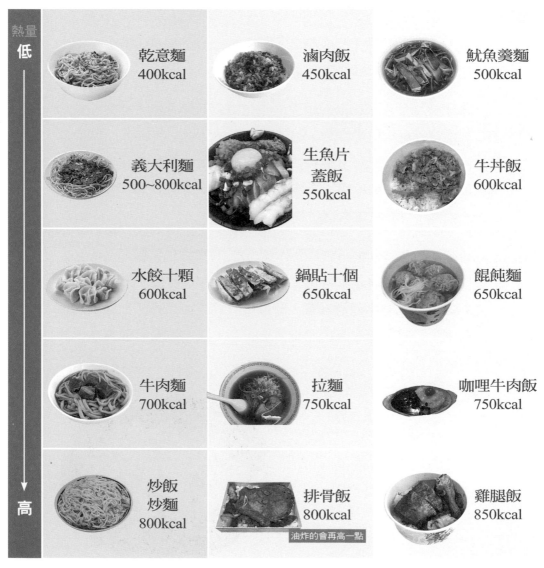

熱量

低

乾意麵
400kcal

滷肉飯
450kcal

魷魚羹麵
500kcal

義大利麵
500~800kcal

生魚片
蓋飯
550kcal

牛丼飯
600kcal

水餃十顆
600kcal

鍋貼十個
650kcal

餛飩麵
650kcal

牛肉麵
700kcal

拉麵
750kcal

咖哩牛肉飯
750kcal

高

炒飯
炒麵
800kcal

排骨飯
800kcal
油炸的會再高一點

雞腿飯
850kcal

揪團訂下午茶？吃水果卡妥當

到了下午，中午吃的那點東西好像消化殆盡了，吃點小零食休息一下吧！結果下午茶隨便吃一點，熱量又是7、800大卡，等同於一餐。

下午茶本來就不是正餐，但如果你有任何理由非得吃（例如，中午吃太少餓到低血糖手抖心悸、用腦過度感到頭昏疲勞想放鬆等等），那麼請選擇「低卡」又「低升糖指數」（見第3章第3節）的食物，才能讓你的晚餐熱量獲得節制。

除了無糖豆漿，還有堅果或堅果飲品、香草冰淇淋、減糖低脂優格、拿鐵（不加糖咖啡牛奶）、烤地瓜、全麥麵包、水果類（奇異果、蘋果、香蕉）可以選擇。

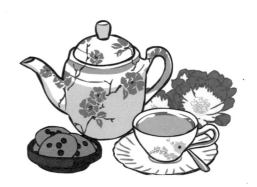

表2-5 常見下午茶熱量表

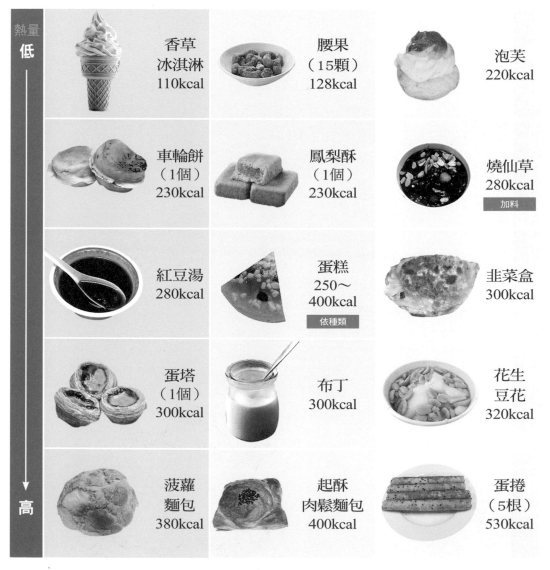

熱量

低

香草
冰淇淋
110kcal

腰果
（15顆）
128kcal

泡芙
220kcal

車輪餅
（1個）
230kcal

鳳梨酥
（1個）
230kcal

燒仙草
280kcal
加料

紅豆湯
280kcal

蛋糕
250～
400kcal
依種類

韭菜盒
300kcal

蛋塔
（1個）
300kcal

布丁
300kcal

花生
豆花
320kcal

菠蘿
麵包
380kcal

起酥
肉鬆麵包
400kcal

蛋捲
（5根）
530kcal

高

表2-6 常見飲料熱量表

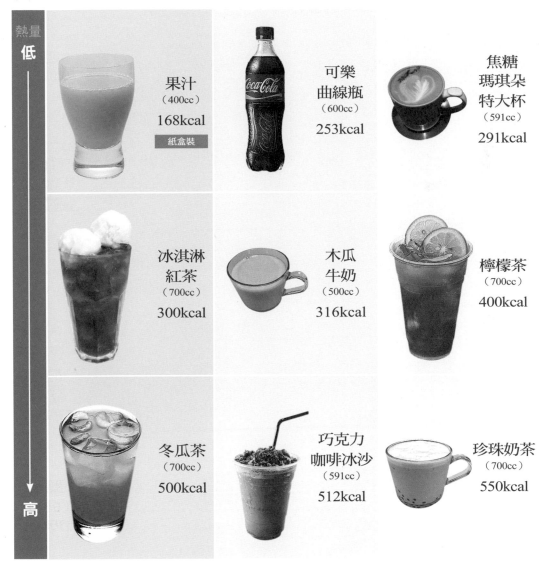

熱量
低

果汁
（400cc）
168kcal
紙盒裝

可樂
曲線瓶
（600cc）
253kcal

焦糖
瑪琪朵
特大杯
（591cc）
291kcal

冰淇淋
紅茶
（700cc）
300kcal

木瓜
牛奶
（500cc）
316kcal

檸檬茶
（700cc）
400kcal

冬瓜茶
（700cc）
500kcal

巧克力
咖啡冰沙
（591cc）
512kcal

珍珠奶茶
（700cc）
550kcal

高

自助餐這樣選配菜，吃得飽又健康

　　菜色豐富的自助餐，是很多上班族最常選擇的外食，但怎麼吃才能又瘦又健康呢？下面除了白飯與青菜之外，我將常見的菜色分成A~G七大類，並列出每一樣食物的熱量及蛋白質。（表格中的熱量及蛋白質，是根據一般店家給的份量來估算）

　　最後，我會列出三種搭配方式，幫助各位吃得飽又健康，最重要的是不用擔心熱量超標！

白飯	小碗	大碗
	熱量200kcal、蛋白質5.3g	熱量300kcal、蛋白質8g

炒青菜	高麗菜、地瓜葉、花椰菜、空心菜、茄子、絲瓜、四季豆等
	平均熱量50kcal、但缺點是蛋白質過低

※熱量主要來自於炒菜用的油。

A 蛋類	水煮蛋	皮蛋、茶葉蛋滷蛋、鹹鴨蛋	煎荷包蛋
	熱量80kcal 蛋白質7g	熱量90kcal 蛋白質7g	熱量100kcal 蛋白質7g

B 炒肉（小塊）	宮保／糖醋雞丁、糖醋里肌、黑胡椒牛柳、糖醋魚片、三杯中卷／雞等
	平均一份熱量150kcal、蛋白質10.5g

C 炸肉（小塊）	炸雞柳、炸魚塊、炸蚵仔、炸蝦球等
	平均一份熱量200kcal、蛋白質10.5g

※用炸的比炒的更多油，所以在食材分量相同下，熱量會再多**50kcal**。

D 塊肉	炸大排骨（裹粉）	滷大排骨	紅燒獅子頭	煎魚（一條）
	熱量400kcal 蛋白質23g	熱量200kcal 蛋白質20g	熱量350kcal 蛋白質15g	熱量200kcal 蛋白質20g
	炸雞腿（裹粉）	炸雞排（裹粉）	滷大雞腿	煎香腸（一根）
	熱量600kcal 蛋白質33g	熱量650kcal 蛋白質33g	熱量400kcal 蛋白質30g	熱量200kcal 蛋白質10g

E 豆類	涼拌干絲（一份）	炒豆干（一份）	炸豆腐皮（一片）
	熱量100kcal 蛋白質10g	熱量150kcal 蛋白質10g	熱量170kcal 蛋白質8.5g

※各種豆類製品在原始狀態下，蛋白質和熱量的比例不會差太多，主要也是烹調方式造成最後熱量上的差異。

F 青菜 ＋肉類	韭黃／青椒牛肉、豆苗蝦仁、竹筍／香菇肉絲、番茄／ 洋蔥炒蛋等
	平均一份熱量125kcal、蛋白質7g

G 蛋、豆 ＋肉類	蝦仁炒蛋、小魚煎蛋、青豆蝦仁、 麻婆豆腐、肉絲豆干等
	平均一份熱量150kcal、蛋白質10.5g

　　想要精準控制體重，最好選擇小碗白飯，那麼剩下的四道菜怎麼選呢？全部都選青菜？不行，因為減重一定要補充蛋白質。我建議搭配如右頁。

　　兩道含蛋白質料理可以選什麼？不建議選C類，因為油炸物只是徒增熱量。D類中超過200大卡的料理也不建議。

　　就從其餘項目中挑選兩樣吧！這樣搭下來，熱量最高頂多700大卡，蛋白質最多可有45.3克，熱量比一般的便當低多了，蛋白質也高一些。既然吃自助餐，就要搭配最適合減肥又不失健康的菜色。不是說都不能吃油炸物，只是要謹慎選擇。

▲ 即便是買現成的便當，也能
　用前面的表格計算熱量。

假設你今天是買現成的雞腿、排骨便當，上面的內容及表格，也能幫助你理解吃下了那些不必要的熱量，方便安排最佳的飲食計畫。

小碗飯＋3樣青菜＋（B類或G類）一樣

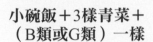

熱量合計約500kcal，非常低。

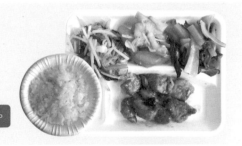

小碗飯＋3樣青菜＋（D類）中滷排骨或煎魚二選一

熱量也只有550kcal，且蛋白質有25.3g。

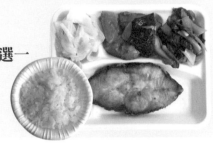

小碗飯＋兩樣青菜＋兩道含蛋白質料理

熱量共550kcal。

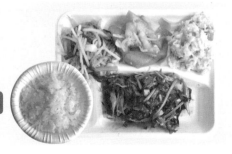

第❸節

真要禁吃甜食、麵飯、宵夜才能瘦嗎？

要戒掉宵夜只能慢慢來，先少吃、再不吃；用水果取代甜食；麵飯放冷再下肚。

目前為止，其實我一共經歷過三次瘦身。一次是18歲就讀台大醫學系時，為了追求心儀的女孩；第二次，是因為實習醫師時期，因一場被愛滋針頭扎到的意外（詳見後記），吃藥、猛吃宵夜及作息不正常而發胖，為了回復健康決心甩油；最近的一次，就是為了拍廣告，讓自己更上鏡頭而展開塑身計畫。

這麼多年的經驗下來，我發現多數想甩肉的人，都會遇到以下困境：戒不掉宵夜、甜食、麵或飯、減肥速度趨緩，以及禁不起朋友同事的聚餐誘惑。那麼，到底該怎麼解決呢？

難題一：不吃宵夜，胃就會痛！

胃分泌的胃酸，除了殺菌、消化食物外，也具腐蝕性。而我們的胃由於粘膜組織上有特殊的保護機制，才可以讓胃酸一邊殺菌，又不至於被腐蝕，但當這個平衡被破壞時，就有可能形成胃潰瘍。

常吃宵夜的人，胃已經習慣在每天固定時間，分泌胃酸來消化食物了，因此就算某一天停下來，胃酸依舊定時分泌，讓胃感到悶悶的不舒服，甚至疼痛，嚴重的還會往上逆流到食道裡。

而食道粘膜沒有胃粘膜那種對酸的保護機制，所以食道一旦被胃酸侵蝕，會更難受，有火燒心窩或疼痛感，甚至會讓聲帶被侵蝕而沙啞，或是有一口痰或異物感卡在喉嚨，久了就會形成逆流性食道炎。

若你這時為了緩和胃的不適感而吃東西，無異是飲鴆止渴，雖然暫時靠食物去中和掉胃酸，可是等同於讓胃繼續習慣分泌胃酸的生理週期，下次如果不吃宵夜，又會感到不舒服。

更何況所謂宵夜，就是在睡前兩、三小時內吃下的東西，都要入睡了，食物還積在胃裡沒有排空，平躺在床上，反而會加重胃食道逆流症狀，長期下來將提高罹患食道癌的風險。

所以，不論是為了保持身材還是身體健康，都應該戒掉宵夜。剛戒宵夜的初期，若胃不舒服到難以忍受，**建議尋求專門的腸胃專科醫師協助，評估是否需要處方制酸劑，來減少不適感**。

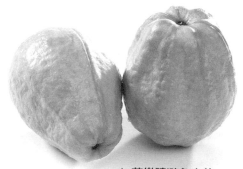

還有一種不吃宵夜就會不舒服的人，往往都是平常宵夜吃得跟正餐一樣多，所以一旦停下來，馬上就會因低血糖而感到不適（就像你每天中午都吃午餐，今天突然不吃，一定也會低血糖）。

▲ 芭樂請避免吃芯。

血糖過低時，我們會感到頭昏眼花，胸口又悶又喘，再嚴重一點會心跳加快、全身乏力，甚至盜汗。該怎麼辦呢？既然宵夜幾乎成了正餐，要戒掉只好慢慢來，先少吃、再不吃。當然不能再碰泡麵、雞排這類食物，建議吃好消化的，**像蘇打餅乾或不過甜的水果代替，例如蓮霧、木瓜或蘋果，芭樂也行、但不要吃芯**。然後慢慢減量，等身體漸漸適應，不需要這些熱量也不至於低血糖時，完全戒掉宵夜就不是夢了。

難題二：我是甜食控，吃不到甜點好痛苦！

很多人養成正餐可以不吃，但甜點飲料不能不喝的壞習慣。當然，如果就卡路里的觀點來看，正餐沒吃的熱量拿去分給甜點飲

料，在總熱量沒有增加的情況下，短期內的確不會變胖。

然而，正餐飯菜裡面該有的蛋白質、維生素、礦物質等各種營養素，全部代換成飲料甜食後，會使身體代謝失衡。長期下來，不只減不了肥，更會造成健康上的問題。此外，現在很多研究都指出，癌細胞產生和糖有正相關。即便明白糖分攝取過多的壞處，為什麼人還是喜歡吃甜食呢？

生理或心理長期處於壓力的人

壓力大的時候，人體為了應付各種緊急狀況，會分泌比較多的腎上腺素，而過程中會消耗血糖，所以人自然會想吃甜食，好直接供應體內所需的糖分。

而甜食屬於高升糖指數食物（詳見第3章），會越吃越餓、越吃越多，最後造成補充的糖分比身體實際消耗的血糖還多；而這些未被消耗掉，多餘的糖分，最後就會儲存於體內，變成肝糖，或甚至是脂肪儲存起來。

這時，建議**以富含蛋白質的食物來取代甜食。以水果來說，奇異果、百香果和聖女番茄是不錯的選擇**。因其蛋白質能經由分解成為能量來源，加上升糖指數低，會讓人有飽足感，既能應付血糖需求，也不會越吃越多。

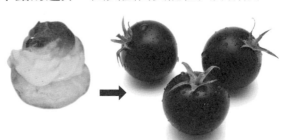

▲ 用水果取代甜點。

煩惱多，憂鬱不快樂的人

為什麼憂鬱的人會愛吃甜食呢？我們的大腦裡，有一種名為血清素的激素，它能影響人的情緒、睡眠和注意力。血清素低落時，容易使人注意力不集中、睡眠品質差、沮喪，甚至暴躁易怒有攻擊傾向。很多抗憂鬱藥物，目的都在提高腦中的血清素。

血清素的原料是色胺酸（一種人體不能自行合成的必須胺基酸，得從食物中獲得），而色胺酸在合成血清素的過程中，需要維生素B6和碳水化合物（就是甜食）的幫忙，所以當我們感到憂鬱煩惱時，自然會想吃甜食，來增加體內的血清素。

 ## 如何聰明使用人工醣類？

還有一類常用做食品添加物的醣類——代糖。代糖是什麼？因為很多食物需要甜味，可是又怕熱量太高，所以才有代糖產生，市面上代糖分兩大類：

第一類是完全無熱量，其一是糖精，雖然動物實驗發現，糖精有致癌危險性，不過人體實驗上無此反應，所以目前仍被視為合法食品添加物，但有建議每日食用的上限量；另一種是阿斯巴甜，它是一種氨基酸，多用於零卡可樂或糖果中，美國FDA（美國食品藥品管理局），建議每日食用量不能超過每公斤體重50毫克。（一瓶零卡的罐裝可樂約含有200毫克的阿斯巴甜。）

表2-7 代糖種類

代糖種類	名稱	舉例
無熱量	糖精	果汁、果凍、口香糖等諸多甜食。
	阿斯巴甜	常用於零卡可樂或糖果。
有熱量	醇類（山梨醇和木糖醇）	常用於無糖口香糖中。
	乙醇（俗稱酒精）	一杯500ml啤酒約有200kcal熱量。

　　第二類是有熱量、但熱量較醣類低的醇類，像山梨醇和木糖醇，這兩種醇類有甜味也有清涼感，且不會引起蛀牙，是市面上很多無糖口香糖的成分。

　　還有一種醇類也常被人類食用，那就是乙醇，俗稱酒精，且熱量比醣類還高，酒精燃燒1公克可以產生7大卡的熱量，喝酒可以使人放鬆愉悅，是許多社交場合的必須品，但常常飲用，也是造成肥胖的來源。請記住，啤酒一杯500毫升，就有約200大卡的熱量。

　　短期來看，吃甜食對抗憂鬱是有效的，但是當色胺酸消耗完畢、血清素低落時，人會再度陷入憂鬱。更別說高糖分飲食會引發身體細胞發炎，加速色胺酸消耗殆盡。換句話說，好吃甜食來抗憂鬱的人，常常在短暫快樂後，很快又陷入沮喪疲倦，然後再吃甜食，形成惡性循環瘦不下來。如果要改善這種狀態，應該要**補充血清素真正的原料色胺酸**。

選用甜食替代品：香蕉、堅果類富含色胺酸食物

　　香蕉富含色胺酸，同時也具有將色胺酸轉換成血清素時，所需要的維生素B6和碳水化合物，**非常適合作為甜食的替代品**；再來就是堅果類，像杏仁、腰果等也都是富含色胺酸、維生素B群和碳水化合物的食物。

　　以前在醫院上班，常常一到下午，醫師護士們身心都略感疲倦勞累時，就一呼百應全員合訂含糖飲料來喝。雖然吃甜的，可以暫時補充血糖和得到快樂感，但長期下來付出的代價就是變胖。

　　因此，我後來改喝**堅果類飲品**來取代含糖飲料，一方面**補充血清素**讓我保持心情穩定，二方面堅果也是屬於**低升糖指數**的食物，不會越吃越多，再者它有一定飽足感，讓我下班後不會大吃大喝，方便控制熱量。此外，很多女生在生理期間會

▲ 堅果類也是絕佳的甜食替代品。

特別愛吃甜食，這也是和血清素有關，同樣建議多吃香蕉或堅果來取代。

　　總結來說，若真想吃甜食，也該選擇蛋白質含量高的甜食，像是用牛奶、堅果、豆類做成的甜點，例如：**香草冰淇淋、優格、起司（乳酪）製品、牛奶麥芽飲品、鮮奶雞蛋布丁、堅果飲品或零嘴、大豆零嘴、紅豆奶酪、紅豆沙**等等，但還是要小心其中的人工添加物是否過多，造成熱量爆棚。

難題三：不吃飯或麵就沒有飽足感啊！

　　米飯麵食中的澱粉屬於多醣類，需要經過消化後分解成單糖，才能吸收入人體。澱粉的主要功能在於產生能量，燃燒1公克可產生4大卡的熱量。現代人會發胖不是因為吃澱粉，而是澱粉吃太多。所以要減重，當然不用避開澱粉，只是要懂得選擇。下面提供兩個方向，給大家參考：

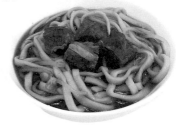

 選擇抗性澱粉高的非精緻穀物、豆類

　　一般澱粉燃燒1公克產生4大卡熱量，但抗性澱粉1公克只產生2.5~2.8大卡，是原本的6、7成而已。什麼是抗性澱粉？簡單來說，就是不好被消化的澱粉。

表2-8 抗性澱粉高的食物吃法

抗性澱粉高的食物	吃法
非精緻穀物豆類	改吃糙米飯或五穀飯，放涼一點再吃。
冷卻的根莖類	馬鈴薯煮熟後，可做成沙拉。 不含美乃滋最好

　　一種是**非精緻穀物（糙米飯、五穀飯）、豆類**，因為有外殼的關係，不容易被消化吸收；另一種是**烹煮過後冷卻的食物**，比如說**生馬鈴薯**的抗性澱粉約占70%，煮熟後剩5%，放冷後又會恢復到10%左右；同樣的**米飯和麵類**也有類似特性，煮熟後先放涼一點再吃，提高其抗性澱粉的比例，既達成**飽足感**，又能降低**熱量的吸收**。

 選擇膳食纖維高的食物，地瓜、芋頭

　　膳食纖維的主成分是纖維素和木質素，纖維素是一種非澱粉的多醣；而木質素是存在於植物木質部的醇類衍生物。

　　膳食纖維無法被人體消化道的酵素分解，但可以被腸道內的益生菌分解吸收；而腸道內的益生菌越活躍，會產生許多人體需要的維生素，幫助礦物質吸收。此外，膳食纖維也能吸附腸道內的有毒

物質、幫助排便，具有改善便祕和解毒的功能。

我很推薦**地瓜和芋頭**，這兩種食物富含膳食纖維，不用吃太多就能有飽足感、**幫助繁殖腸道內的好菌，還能利便和排毒**，真是一舉數得！

總之，澱粉雖然是現代人肥胖的來源，但也是人體必須的營養素，完全隔絕澱粉類食物，既不人性也不健康。因此，我建議吃抗性澱粉高的糙米、五穀飯，或者膳食纖維高的地瓜、芋頭，來取代精緻的白米飯和麵條。

▲ 地瓜和芋頭富含多醣與膳食纖維，又有飽足感。

難題四：為什麼只有一開始瘦很快？

剛開始減重的人會發現，前兩週的瘦身效果非常明顯，甚至比預期中多瘦了1~2公斤，可是往往到了下一週，體重下降幅度不如預期，為什麼？

因為減重初期，由於熱量少了許多，身體會自動調整來適應變化，這項調整就是從脫水開始（水分占體內組成約60~70%），所以**前幾週效果特好，是因為脫水，還沒真正燃燒到該減的脂肪。**

要等到身體適應熱量變少，開始燃燒多餘脂肪時，體重才會繼續減少，由於燃燒脂肪也需要水分，因此體重速度遲緩時，先別灰心、繼續耐心的控制飲食，同時多補充水分；**大約兩週後，脂肪會開始燃燒，體重下降的效果一定會再出現**。

不求快速、勇敢吃肉吞油才能瘦徹底

很多人因為想快速達成減重目標，所以一開始就把熱量定得非常非常低。舉例來說，一個 80 公斤的人，本來每天需要攝取 2400 大卡，因為想快速減重，所以定出每天只能吃 1500 大卡的熱量。結果一個月後，果然瘦了快 4 公斤，可是到了第二個月，熱量即便控制在 1500 大卡，體重卻停在 75 公斤，到第三個月還是一樣，沒有再往下降。

因為想速求成效的人，雖然熱量吃得很少，但維生素和礦物質卻攝取不足，導致正常代謝需要的荷爾蒙跟著失調，身體不得不燃燒蛋白質來當作熱量來源，造成肌肉組織流失、基礎代謝率下降。

發生這種情況，應該要檢討飲食內容，或許還要提升一些熱量，增加蛋白質、維生素和礦物質（甚至是脂肪，很多人完全不敢碰油，但脂肪其實是許多荷爾蒙的成分）的攝取，等代謝恢復正常，體重也會照計畫繼續下降。

為什麼用基礎代謝率減肥，到第二個月就瘦不下來了？

成年人每日需攝取的熱量為每公斤30 kcal。

因此，80 kg 的人需要熱量為2400 kcal。

80 kg X 30 kcal=2400 kcal

→每日1500大卡是50公斤的人應攝取的熱量（1500÷30=50）。
目標熱量驟然定太低，加上沒有均衡攝取各種營養素，導致身體代謝失調，肌肉組織流失，結果基礎代謝率從每公斤30大卡變成20大卡，反而達不到甩脂的效果。（1500÷20=75）

一個月減3公斤最適當

上述情況不一定會發生，但為求速成，一開始就把熱量定很低的方式，會對健康造成多方面的傷害。譬如免疫系統，會因為免疫球蛋白不足造成免疫功能下降，讓我們容易感染生病。也會影響生殖內分泌系統，造成女性的經期不規律，男性性慾下降。

不僅如此，**3個月減超過10公斤更是掉髮的高危險群！**我要強調的是，很多快速減重法，就算數字上成功，健康卻失敗。所以減重應該是漸進的，不能太快，**最多一個月減3公斤**（一個月減3公斤已經很棒了）。

做法是每天的卡路里總數，最低定在目前體重代謝量的2／3。但若因為想要再瘦快點，而把總熱量再往下降，雖然能加快速度，身體也壞越快。

所以一個體重80公斤的人，一開始將每日攝取總熱量定為1600大卡（2400的2／3），之後隨著體重往下減，再逐步調低總熱量，這才是正確安全的方式。

難題五：禁不起朋友聚餐、下午茶誘惑……

好不容易下定決心要節食，結果隔天下午老闆請喝飲料，不喝白不喝，於是就跟著點了一杯；晚上想少吃一點，可是卻要跟客戶聚餐；再不然就是同事從外地帶回好吃伴手禮；又或者誰手作了厲害的點心和你分享……。

吃吃喝喝是人與人相互交流的重要途徑之一，如果沒有體重困擾，你就能好好享受這些美食。但你既然想減重，應該就是想要享受瘦身後的成就感吧！也許是變美、變帥、也許是身體更健康。但很多朋友天天喊要減肥，太油、太甜的都不敢吃，也開始運動，但過了好久都沒成功。為什麼？

就是因為決心不夠、動機不足，才會有許多理由和藉口，讓意外的變化破壞既定的計畫。千萬不要讓自己變成這種人啊！

　　我在台大當總醫師時期，同事當中有個學妹跟我很投緣，工作之餘可以天南地北的聊天。記得有天晚上一起值班，看到學妹講完手機後，眼眶紅紅的，我問她怎麼了？她說跟男朋友分手感到很難過。

　　學妹雖然有些圓潤（身高160公分、體重65公斤），但她很活潑、健談，又溫柔體貼，我想很快就會有新戀情幫助她走出悲傷了吧！

　　沒想到新戀情都不順遂，看到她過得不好，我也著急，有天忍不住對她說：「學妹，我知道世上的爛咖很多，但一直在爛菜中挑選也不是辦法，我們要想辦法提升競爭力，擴大市場，增加選項！」

　　「學長，我是個性取勝啊！」學妹一貫笑笑的回答。

　　「別傻了！相信我，戀愛是人肉市場，趕快減重，妳的人生就會不一樣！」大概這句話真的刺激到她了，她開始控制飲食，每週上健身房運動兩天，再加上我三不五時的言語刺激，一年後她成功瘦到51公斤！

　　本來肉肉的臉變成瓜子臉，五官立體變美了，身材變好也更有自信！最後嫁給同屆最穩重、帥氣的男醫師。她到現在還常說，當年就是我的那個「人肉市場理論」讓她有誘因，才真正下定決心去減肥。一旦你決心想變瘦，一定要為自己找到一個強大的誘因，然後貫徹到底，才有機會成功。

第3章
了解四種荷爾蒙，
吃對食物再也不復胖！

第**1**節

睡不好就想吃飽，
精瘦人生從睡好開始

良好的睡眠能幫助分泌瘦體素，既然我們無法改變真實年齡，那就想辦法改變睡眠品質。

　　人一旦過了25歲，代謝就會開始變差，為什麼呢？這是內分泌變化造成的影響。人隨著年齡會易胖難減，主要和四種荷爾蒙有關：瘦體素、生長激素、胰島素及神經肽Y。只要其中一樣荷爾蒙失調，都會導致發胖，那麼該怎麼辦呢？

　　首先，由於**瘦體素**及**生長激素**的下降，可以靠改善睡眠來解決。而因**胰島素**抗性提升造成的食慾上升，可以用「低GI飲食」（蛋白質減肥）改善。最後，還有壓力造成的**神經肽Y**（neuropeptide Y）上升，導致食慾失控，要用腦內啡減肥法。

　　接下來，我將會介紹如何透過改善這四種荷爾蒙，來達到減重的方法。

表3-1 不讓荷爾蒙成為減重的阻力

荷爾蒙	對應法
瘦體素、生長激素下降	睡眠減肥法
神經肽Y上升	腦內啡減肥法
胰島素抗性	低GI飲食法（蛋白質減肥法）

一夜好眠很難，卻是養瘦關鍵！

睡眠減肥法？躺著不動也能瘦？乍聽之下似乎很荒謬，其實**睡眠在減重過程中的重要性，絕對不亞於運動**。可惜對現代人而言，良好的睡眠比定時運動更難達成。

我一直覺得人長大了，雖然自由度變高，可是煩惱也更多。尤其出社會以後，家庭、工作、小孩……白天各式各樣的壓力層層累積，常常讓人晚上很難好好放鬆休息，更別說需要輪班的工作，作息更是混亂難以調整。

每個人需要的睡眠時間不一定，有的人只睡6小時，也神采奕奕；有的人就算一天睡10個鐘頭，仍是一副沒睡飽的樣子。而**失眠在精神醫學的定義是，躺在床上超過30分鐘無法入睡，或者睡眠中斷超過30分鐘**。至於睡眠品質，有做夢不一定代表睡不好，要看夢

的內容。

如果夢是色彩鮮明、刺激的，或是很久以前的記憶、埋藏在潛意識的事情，那就代表是完全放鬆的深沉睡眠；如果內容都是一些白天發生的事情、日常生活對話，那就表示你睡得很淺。打個比方，深沉的夢，就像各種類型的精彩電影情節；而淺層的夢，就像每天日記寫的流水帳。

人睡不飽，就想吃到飽

當我們睡眠不足或是睡眠品質不好時，身體的兩種內分泌——瘦體素和生長激素會大幅下降。瘦體素有助於降低食慾和增加熱量消耗，而生長激素可以增加肌肉組織和減少脂肪，**兩者皆下降的結果，體重就容易上升**。

更甚的是，**睡眠不足會刺激饑餓素（ghrelin）大量分泌**。饑餓素，顧名思義就是啟動我們飲食慾望的鑰匙。平日進食時間到了，腸胃道就會分泌它，叫大腦去進食；當我們睡不飽時，更是大量分泌，叫我們去大量進食。

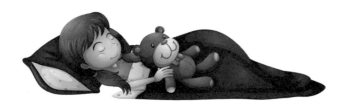

這就像是一種「睡不飽，就吃到飽」的補償機制。換句話說，身體缺的明明是睡眠，卻因為這項補償機制影響，吃下過多的熱量導致肥胖。

我們想甩掉的體內脂肪，就是我們體型的縮影，人一胖，體內每個脂肪細胞因為儲存超量的脂肪，導致細胞體積變大。

瘦體素下降，脂肪只進不出

在正常情況下，這些吃得飽飽的脂肪細胞，會分泌一種叫瘦體素的蛋白質，提醒我們不用再吃了，同時也會刺激交感神經讓我們有精神，並增加熱量消耗。所以瘦體素可抑制食慾和增加熱量消耗，有它在，我們就不容易發胖。

可是，隨著年紀變大，瘦體素的分泌和效用都會慢慢變差，使我們的脂肪容易只進不出。而**老化、身體發炎反應、和睡眠品質不好，都是降低瘦體素分泌的原因。**

此外，嗜吃甜食容易造成身體發炎反應，所以甜食吃多的人，一來增加卡路里、造成肥胖，二來造成身體發炎、影響瘦體素作用，對減重效果更是雪上加霜。至於睡眠品質，因為年紀增長、煩惱變多，不利於瘦體素分泌，我們自然容易發胖。

生長激素下降，導致油比肉多

生長激素就是促進身高成長的荷爾蒙，此外，也有增加肌肉含量和減少脂肪的作用。當體內肌肉組成越高，基礎代謝率也越高，熱量就容易消耗，所以生長激素對減重等於有雙重功效。

不過等青春期過後，生長激素就會慢慢減少，睡眠品質也會影響其分泌。「一暝大一寸」的俗語，就是形容小朋友飛快的成長速度，睡得好才長得高。同理，對想消脂的我們來說，長期睡眠不足或睡眠品質差，會大幅減少生長激素的分泌量，徒增減肥的困難度。

瘦體素和生長激素都是讓人維持良好代謝，且不易發胖的重要荷爾蒙，卻會隨著年齡增長，逐漸減少分泌量，但良好的睡眠可以幫助它們分泌。既然我們無法改變真實年齡，那就要想辦法改善睡眠，來對抗老化造成的荷爾蒙下降。

最舒服但也最困難──睡眠減肥

長期睡不好的人，因為饑餓素上升，食量大增，加上生長激素和瘦體素下降，使代謝變差，造成體內油脂直線上升。

因此，所謂的「睡眠減肥」，就是利用良好的睡眠來瘦身。我們體內掌管睡眠循環的內分泌，叫褪黑激素。而讓人保持心情愉快

的血清素，就是褪黑激素的原料。

血清素從白天起床感受日照後開始產生，幫助我們保持良好的心情來面對一切，大約14個鐘頭之後，在酵素催化下，轉化成褪黑激素，促進人體進入睡眠的循環。因此，下面幾個原則，可以幫助大家有良好的睡眠：

關燈、睡前洗澡，讓你不失眠

睡覺就是所有感官都要放鬆休息，臥室要保持整齊、寢具清潔，心情自然好，睡得也舒暢。視覺上，睡覺時務必關掉所有的燈，並且拉上窗簾，讓眼睛充分休息之餘，也避免室外光線影響褪黑激素分泌；嗅覺上，我習慣在臥房使用薰衣草精油的薰香，這種香味有助於鎮定安神；聽覺上，手機要關靜音，越安靜越好，如果房間隔音不好，可以用耳塞。此外，睡前洗澡可以讓身體保持舒適狀態，更容易入眠。

放鬆的身心狀態

人體有交感和副交感兩套自律神經系統，比方說，當你眼前有一台車子疾駛而來，眼看就要撞上了，此時你會心跳變快（加速循環，也讓周邊肌肉充血）、

瞳孔放大（要看得更清楚）、舒張支氣管（讓肺可以有更大的進氧量），促使你趕快跑開。

這時讓你面對突發狀況時能快速反應的，就是交感神經系統；而當你逃離被撞上的危機後，接著就要靠副交感神經幫身體恢復正常。這些不需要經由大腦決定、能夠自己行動的，就叫自律神經系統。

簡單說，交感神經幫助你處理危機，而副交感神經負責處理危機後的恢復。副交感神經除了讓人放鬆以外，也會促進腸胃蠕動，增加消化吸收、儲存能量，好讓下一次交感神經處理危機時有能量可用。所以在睡眠時，交感神經要放鬆，而副交感神經則會活躍。

沒有日光的深夜，身體要休息

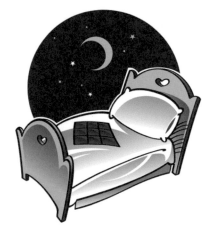

因為褪黑激素會在光照開始約14個鐘頭後大量分泌，所以睡眠時間混亂的人，褪黑激素就無法正常分泌和作用，睡眠品質自然變差。

如果是很規律的「晚睡晚起」呢？這樣也不好，人是晝行性動物，褪黑激素利用白天的光照醞釀，14個小時入夜後，大量生成促進睡眠，到了後半夜開始減少，天亮時消失。

因此習慣晚睡的人，雖然當天亮時你還在熟睡，即便睡的時間夠久，褪黑激素也已經消失，睡眠品質不會太好。所以，最好建立規律的作息時間、早睡早起。

睡前吃東西、運動，會讓你更難入眠

晚上睡覺時，如果白天壓力太大，交感神經到了晚上還在興奮，自然無法睡得好。不過除了放鬆精神，還有需要注意的地方，下面糾正兩個錯誤觀念：

睡前吃點東西會比較好睡？

吃東西的確可以促進副交感神經活動，讓人比較好睡，可是**吃飽飽躺下去**，容易消化不良，**長期下來會引發胃食道逆流**，所以我並不贊成用這種方式來幫助入眠。

睡前做運動讓身體疲累？

累一點比較好睡？乍聽之下似乎有點道理，但其實做運動，會使交感神經系統興奮、無法控制什麼時候要放鬆（若可以輕易叫它放鬆，那白天的緊繃就不會累積到夜晚，影響睡眠了），還會連帶影響副交感神經作用。

表3-2 解決失眠的錯誤觀念

錯誤觀念	後果
✗ 睡前吃東西	引發胃食道逆流。
✗ 睡前做運動	會因精神興奮無法放鬆，睡前2小時不要做劇烈運動。

　　大家都有這樣的經驗吧！如果一直坐著不動，可能一整天都昏昏沈沈想睡，可是運動後，精神反而變好。所以，我建議白天可以多做運動，但**睡前兩小時不要做劇烈運動**，免得交感神經亢奮影響睡眠。

　　除了不做劇烈運動外，睡前也絕對**不要看電視或滑手機**，因為在這些新鮮事物的感官刺激下，會讓白天已經跑個不停的腦細胞，更停不下來，當然不好入睡。

　　我個人習慣會拿出**一本喜歡、而且反覆看過很多遍的書**，這樣的書不會有刺激的新鮮感，反而能帶來安慰感，讓我平靜入睡。另外也可以**靜坐、默念禱告、或誦經**，在腦海中不斷重複播放、念誦熟悉的語句，自然達到沉澱放鬆的效果。

工作時間不固定的人怎麼辦？

基本上，若能做到前面幾項原則，就容易有良好的睡眠，睡得好才能提升幫助代謝的荷爾蒙、輕鬆減重。可是有些朋友的工作就是要輪大夜班，生理時鐘混亂，無法正常作息，怎麼辦呢？

美國有販售褪黑激素藥品，不過在台灣目前仍屬禁藥，加上之前坊間有些聲稱助眠的商品，但其中褪黑激素的含量都超過安全標準值，遭到全面下架。

在此，我建議可以補充褪黑激素的原料，就是色胺酸。而香蕉、堅果、牛奶、鱈魚都富含色胺酸，可以多吃。這些色胺酸白天變成血清素，可以抗憂鬱；晚上則轉成褪黑激素，幫助睡眠，真是一舉兩得。如果是飲食不均衡的外食族，坊間也有販賣合法的色胺酸補充品，我試過好幾種，有的效果還不錯。

另外有些人，即便生活作息正常，但白天工作壓力極大，到夜晚還是無法放鬆，所以即使照前面方法做了，睡眠品質依舊很差。這種情況極有可能是自律神經失調，建議去看醫生，評估是否需要鎮定或安眠的藥物幫助。

▲ 香蕉及牛奶都富含色胺酸，白天抗憂鬱，晚上還能幫助睡眠。

第**2**節

對抗因壓力造成的
失控食慾
──腦內啡減肥

只要改善腦內啡就能對抗壓力性肥胖，運動燃燒
的熱量雖不多，卻可產生腦內啡。

　　前面說明如何提升睡眠品質，對抗逐漸老化造成的代謝下降，
但還有一個會造成食慾失控的原因，那就是壓力。

　　急性壓力湧現時，會使交感神經亢奮、刺激腎上腺素分泌，
好面對緊急狀況，導致肌肉過度使用、熱量消耗、脂肪燃燒。照理
說，人會因此變瘦，可是生物要生存，不可能讓自己無止盡變瘦，
所以當**急性壓力變成慢性長期的壓力後**，體內就會分泌一種物質，
叫作「**神經胜肽胺Y**」（神經肽Y）。

　　它不但促使我們食慾大開，而且還專挑高熱量和高脂肪的食物
吃，脂肪堆積下來，要不胖都很難。以前我每次值完壓力超大的夜

班後，都會非常想吃重口味、超甜或油炸的東西，相信你也有類似
的經驗吧！

至於長期的壓力來源，除了工作外，也可能來自家庭、經濟、
感情因素。當這些因素無法改變時，常常出現失控的食慾。因此，
我要告訴你如何改善腦內啡，來對抗壓力性肥胖。

壓力性肥胖的良方：增加幸福的腦內啡！

腦內啡是大腦分泌的一種氨基化合物，有助於止痛和產生愉悅
感，能夠平衡壓力帶來的痛苦，作用如同嗎啡、鴉片，但無害。

馬拉松選手在長時間疲勞的路跑中，突然感到疼痛消失，甚至
輕盈快活，可歸功於腦內啡分泌。相較於穩定精神狀態、掃除憂鬱
的血清素；腦內啡則是讓人有幸福感，對事情有高度期待。

其實腦內啡和幸福感之間的關係，有點像雞生蛋，蛋生雞。做
快樂的事情，會促進腦內啡的分泌，而腦內啡分泌後，又讓你產生
充滿幸福感的正向循環。

下面就要告訴你目前研究發現，和腦內啡的分泌有正相關的事
物。

巧克力和辣椒

巧克力和辣椒，是目前公認兩種可以增加腦內啡的食物。你會發現嗜吃巧克力和辣的人，通常很難戒掉，因為這兩種食物產生的腦內啡效應，就跟吸鴉片成癮的人一樣。所以要吃可以，但一定要適量！

談戀愛

香港人有句諺語「有情飲水飽」，是說兩人只要有愛情，就算經濟狀況不好，光喝水也不覺得餓。很多人熱戀時感到的快樂，可以抵抗許多身體或精神的壓力，因為談戀愛可以產生腦內啡。

冥想、打坐、聽輕音樂

讓心靜下來、穩定情緒，身體放鬆後，腦中就會釋放出 α 波，而腦內啡也會跟著分泌，自然能產生快樂感，把壓力拋開。很多宗教都會放輕音樂，教人冥想打坐，就是這個道理。（冥想訣竅請參閱附錄）

針灸

中醫的針灸，有麻醉止痛的功效，也和刺激腦內啡生成有關。（詳細說明可參考大是文化出版《看中醫，我該怎麼問問題？》第

241、253頁，有相關敘述）

有氧運動，對抗壓力造成的食慾

運動雖然有益健康，可是並非減肥的主要工具，什麼意思呢？以慢跑而言，心跳速率要達到每秒 130 下（有點喘的狀況），每公斤體重一小時才消耗 7 大卡。一個 80 公斤的人，慢跑半小時，也才消耗 280 大卡的熱量，連一碗白飯的熱量都不到！因此，除非你是運動員，不然對一般上班族而言，若沒有天天跑，運動很難成為瘦身的主要工具。

但運動還是很重要。記得前面說過慢性壓力會增加食慾嗎？通常上班時間越緊繃的人，下班後就越懶得動，只想吃飽飽，變胖後更懶得動。要打破這惡性循環，可以從散步開始，對於下班後疲累的身體，這種輕運動有助於提振精神；除了鍛鍊體力，還能加速新陳代謝，排出體內廢物。**運動能直接燃燒的熱量雖然不多，卻可以產生腦內啡**，對抗壓力造成嗜吃高熱量食物的慾望。

另外，很多人以為運動完後食慾會大開，其實錯了！一個壓力大的人運動完後，食量反而會變小。所以我一向在餐前做運動（有氧運動完後半小時再進食），就能不費力的降低食量。記住，**有氧運動15分鐘，就可以產生腦內啡**。（詳細參閱第5章）

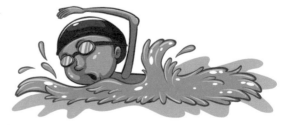

第❸節

吃西瓜會發胖！越吃越瘦的低GI飲食正解

高升糖（高**GI**）食物容易越吃越餓，所以最好選擇吃含蛋白質的低升糖食物。

　　本章最後一節來介紹非常重要的荷爾蒙——胰島素。當腸胃道把食物分解後，成為小分子的葡萄糖被吸收進血液中，變成所謂的血糖。而這些血糖，在胰島素的幫助下進入細胞，作為能量使用；沒用完的，則儲存起來。

　　因此，當胰島素不足，或者胰島素阻抗（細胞對胰島素反應變差），就會造成血糖無法進入細胞被利用或儲存，成為多餘的血糖從尿中排出，這就是糖尿病。然而胰島素和肥胖有什麼關聯呢？

不吃不餓，越吃越餓？為什麼？

　　當我們因進食而血糖升高，體內會分泌胰島素穩定血糖，但有

些食物，**會讓血糖瞬間飆高**，讓身體產生有很多很多血糖要處理的錯覺，大量分泌胰島素。

不過，一旦大量胰島素處理完血糖後，若有剩就會**引發饑餓感，刺激人越吃越多**。這些多吃下的熱量，在胰島素作用下進入細胞後，不只是變成肝糖，還會轉化成脂肪酸儲存下來，成為身上的肥肉。

我有個經驗值得參考：我在醫院上班時，剛開始，即便午餐過後一路忙到下班，也不會特別感到饑餓。結果，有一天下午喝了杯含糖飲料，沒想到還不到下班就感到饑腸轆轆。照理說，這杯額外的含糖飲料，應該是補充了熱量，怎麼反而比平常更早感到饑餓呢？請大家回想自己的生活經驗，絕對有「不吃不餓，越吃越餓」的情況發生，這就是胰島素突然受到大量血糖上升的刺激，大量分泌所導致。

因此，有學者為各種食物，依照血糖上升快慢，分別訂定一個數值，就叫**升糖指數**（**GI, Glycemic Index**）。**GI**值的數字越大，代

表血糖上升越快、對胰島素的分泌刺激也越大，讓人食量大增而發胖；相反的，若數值越小，表示對血糖上升的刺激較小、不容易造成大量胰島素分泌，產生過度進食的狀況。

控制吃進肚的熱量很重要，但若只看熱量低就吃，卻沒注意到是高升糖指數食物的話，就會讓你越吃越餓。如果是吃升糖指數低的食物，就不會有這個問題。

什麼是低升糖、低熱量食物：蛋白質

由於高升糖指數的飲食會越吃越餓，食量難以控制，所以要吃低升糖指數的食物。

雖然蛋白質和脂肪都屬於低升糖指數的食物，但是低升糖不等於低熱量，因為脂肪的熱量很高，所以滿足低升糖又低熱量兩項條件的，就是蛋白質。

蛋白質對減重的重要性有兩個：第一，兼具低升糖及低熱量；第二，減肥是減脂肪，不是減蛋白質。若肌肉組織減少，連帶造成基礎代謝下降，會增加減重的困難度，所以要補充蛋白質防止減肥時的肌肉流失。

小心，西瓜GI值等同於一塊蛋糕！

澱粉類的食物在腸胃分解後，就直接成為醣分，吸收進體內。但是越精緻的澱粉就越好分解吸收，造成血糖上升，引發胰島素分泌的效應就越明顯。

因此，糙米飯的GI值就比精製的白米飯低得多，糯米飯則高得驚人。同樣是小麥製成的，麥片就比精緻麵包（白吐司、法國麵包、貝果）的GI值低。而蕎麥麵或中華麵的GI值，也比更精緻的烏龍麵低很多。

蛋糕、洋芋片這類的甜點零嘴，就更不用說，都是精緻飲食，單糖成分高，吃下後身體會迅速吸收，血糖飆高、胰島素也大量分泌，更讓你一口接一口停不下來，GI值非常高。

水果雖然也甜，但也富含纖維，糖分吸收沒有這麼快，所以大部分都是低升糖指數；但**西瓜和荔枝就是「炸彈」，GI值高到可以和蛋糕相比**。此外，鳳梨和芒果也落在中升糖指數，在水果中算是比較需要節制的。

▲ 西瓜的**GI**值與蛋糕同高，所以在食用時必須節制。

表3-3 可放心食用的低升糖食物表

食物	GI值	食物	GI值	食物	GI值
黑咖啡	16	海帶	17	花生	22
萵苣	23	花椰菜	25	杏仁	25
高麗菜	26	四季豆	26	腰果	29
全脂牛奶	30	蛋	30	洋蔥	30
番茄	30	柳丁	31	芭樂	32
啤酒	34	奇異果	35	蘋果	36

食物	GI值	食物	GI值	食物	GI值
木瓜	38	鮮奶油	39	蝦子	40
鮪魚	40	蛤蠣	40	豆腐	42
豬肉	45	雞肉	45	牛肉	46
全麥麵包	50	地瓜	55	香蕉	55

▲ 低升糖指數（**Low GI**）的食物，是指**GI值≤55**的食物。

表3-4 適量攝取的中升糖指數食物表

食物	GI值	食物	GI值	食物	GI值
糙米飯	56	芒果	56	蕎麥麵	59
栗子	60	中華麵	61	芋頭	64
麥片	64	義大利麵	65	冰淇淋	65
鳳梨	65	麵線	68	牛角麵包	68

▲ 中升糖指數（Medium GI），是指GI值落在56~69的食物。

表3-5 需小心攝取的高升糖食物表

食物	GI值	食物	GI值	食物	GI值
玉米	70	貝果	75	荔枝	79
西瓜	80	鬆餅	80	烏龍麵	80
紅蘿蔔	80	蛋糕	82	白米飯	84
洋芋片	85	甜甜圈	88	麻糬	89
馬鈴薯	90	汽水	90	吐司	91
巧克力	91	法國麵包	93	糯米飯	98

▲ 高升糖指數（High GI）的食物，是指GI值≥70的食物。

吃對了，甩油兼預防心血管疾病！

當我們吃下高升糖食物後，胰島素會大量分泌，刺激我們吃下更多食物，而多吃下的能量，在胰島素的作用下，以肝糖或脂肪的形式儲存下來，肥肉就此產生。前面有提到，隨著年紀變大，代謝會變差，所以多餘的能量一旦被儲存後，便難以消耗。

因此，一定要避免時常「不小心」就吃進過多的能量，但人總有口腹之慾，有時饑餓感一來，根本擋不住。選擇**低升糖飲食**，一方面可以讓你感到飽，同時**也能控制血脂肪的濃度，降低心血管阻塞和中風的機率**。

澱粉類的主食大多是中高升糖指數，但全麥麵包例外，屬低升糖食物，不過市售有很多全麥麵包都是假的，要小心購買。

另外，關於也常被當作主食的根莖類澱粉，很早就有人研究，發現食用相等熱量的水煮馬鈴薯和地瓜，兩個小時後，體內的血糖濃度變化居然差了近兩倍。地瓜屬於低升糖指數食物（GI值55），和同屬性的馬鈴薯（GI值90）、紅蘿蔔（GI值80）、芋頭（GI值64）相比，大勝許多，是一個相當好的澱粉來源。

而蛋白質在人體要轉換成糖分，需要經歷許多生化反應，所以GI值都不高，蛋白質為主要成分的**奶、蛋、魚、肉、豆類**，其GI值都落在 30~46 之間。

　　脂肪也和蛋白質一樣，需要多重轉換才能變成糖分，所以鮮奶油的GI值是39，很低。大家回想一下，蛋糕上的鮮奶油雖然好吃，但無法吃太多，因為很容易就膩了。

　　花生、腰果、杏仁等堅果類，也有高比例的脂肪，所以GI值也很低。請回頭看一下中升糖指數食物的表格，冰淇淋是甜食、牛角麵包也是精製澱粉，為何它們的GI值不是高升糖指數？因為冰淇淋的脂肪和蛋白質含量相對高，而牛角麵包的脂肪含量也較高，所以落在中升糖指數那一塊。

　　青菜類就更不用說了，它們對人體的營養價值主要是纖維素和維生素，所以升糖指數都相當低，水果類前面已提過，除了少數種類外，大多都是低升糖。

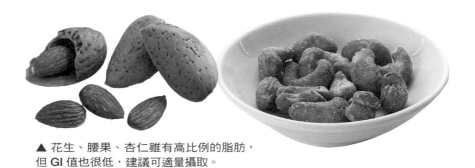

▲ 花生、腰果、杏仁雖有高比例的脂肪，但 GI 值也很低，建議可適量攝取。

第 **4** 章
我這樣吃，
成功瘦回20歲！

第**①**節

最佳甩油手段：
吃「二低」食物

想瘦身，除了要多吃菜，更要多吃肉，因為肉類富含蛋白質！

　　前一章說明了低升糖飲食對健康的重要性，但大家或許想問，既然脂肪歸類為低升糖，就代表我們能多吃了嗎？當然不是，我要再次重申，**低升糖不等於低熱量**，雖然油膩的食物吃一點點就飽了，但那一點點的熱量可不少。（脂肪1公克有9大卡的熱量）

　　再舉一個我很喜歡吃的堅果類為例，花生是GI值只有22的低升糖食物，但是它富含脂肪，100公克的熱量就高達560大卡；而栗子雖然因澱粉含量多，GI值60，高出花生不少，可是它100公克的熱量，只有215大卡，比花生低許多。只不過栗子會刺激後續的食慾，讓你吃下更多熱量！

　　所以，我們應該要尋找**低升糖又低卡路里**的食物，也就是「二低」食物，有沒有這種食物呢？有，答案是**蛋白質食物**（葉菜類也

符合，只是人體需要熱量，所以不能只吃葉菜類過活）。

具有耐餓又不容易吃過量的特性

年輕時代謝好，只要限制好每天攝取的熱量，有恆心執行，時間到就瘦了（低卡路里減肥，請見第1、2章）。

可是一旦年過三十，代謝變差，有時候明明上一餐吃了很多，下一餐還是會餓，不吃嗎？要忍住饑餓感真的很痛苦，加上工作這

表4-1　低升糖≠低卡路里

堅果類	花生	栗子
升糖指數	低GI（GI值：22）	中GI（GI值：60）
熱量	100g=560kcal	100g=215kcal
缺點	升糖指數低，但熱量高。	升糖指數中等，熱量也低，但會刺激食慾，導致吃下更多熱量。

麼忙，怎麼辦？這時候就可採用最適合30歲後的瘦身方式──蛋白質減肥。

很多人以為「吃肉會長肉」，所以該多吃菜，少吃肉。這個觀念只對一半，想瘦身要多吃菜，但更要多吃肉，為什麼？因為肉類富含蛋白質！所以正確來說，想甩油、消脂，要從補充蛋白質開始，原因有二：

蛋白質食物屬於低升糖飲食

具有**耐餓且不容易吃過量**的特性，因此容易達成食入總熱量的控制。

基礎代謝率的高低和肌肉組織的多寡有關

減重過程中，如果身體的肌肉組織流失，就會讓基礎代謝率下降（比方說，從原本每公斤30大卡的基礎代謝量掉到25大卡），增添瘦身的困難度。此時，補充蛋白質就可以補正這種情況。

一般正常人不分男女，每天需要的蛋白質攝取量是每公斤體重1克，也就是55公斤的人，要吃下55克的蛋白質；80公斤的人，就需要80克的蛋白質。

　　蛋白質減重法，則要把每天蛋白質的攝取量（每公斤體重1克），提升到每公斤體重（目標體重）1.5~2克。換句話說，減少熱量攝取，但提高蛋白質攝取量。

　　一般55公斤的女性，本來每天需55克的蛋白質，若目標體重是50公斤，那她現在開始就需要每天吃75～100公克的蛋白質；同樣的，一位80公斤的男性，目標瘦到70公斤，那蛋白質需求量就該從原本的80克，提升到105～140克。

蛋白質減肥法的蛋白質攝取量

● 一般人每天需攝取蛋白質＝體重 X 1克（例如：50公斤X1＝50克）

●蛋白質減肥每天需攝取量＝目標體重 X（1.5～2克）

（※每公斤需補充蛋白質量以2克為上限）

計算範例：

女性　　55公斤（原體重）→50公斤（目標體重）

（50 X 1.5）～（50 X 2）＝75～100克

男性　　80公斤（原體重）→70公斤（目標體重）

（70 X 1.5）～（70 X 2）＝105～140g

　　既然蛋白質這麼好，那乾脆將能量來源全改為蛋白質，別吃醣類就好啦！最早流傳的蛋白質減肥法，確實有這種大量補充蛋白質，完全不碰澱粉的極端做法，但這絕對是個錯誤！

　　因為蛋白質需要被代謝成氨排出體外，如果攝取過量，將會造成肝腎負擔。再者，有時身體急需用能量，若醣類不足會先抓脂肪來使用，但這種急需會造成脂肪酸分解不完全，產生酮體造成酸中毒，全身器官都受害（輕則脫水，嚴重可能導致休克）。

　　因此，蛋白質減肥的奧義，是透過食物熱量的分配，將蛋白質的分量提升，但上限是每公斤體重2公克。表4-2是常用食物蛋白質的含量簡表，可以提供大家參考：

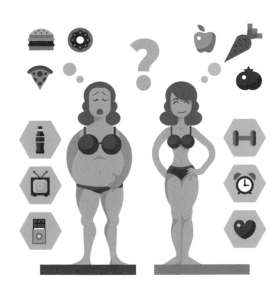

表4-2 蛋白質含量表

奶製品	食物	重量	蛋白質	食物	重量	蛋白質
	牛奶	300cc	9.5g	調味乳	300cc	6g
	優酪乳	300cc	8g	起司乳酪	23g（1片）	4g

澱粉類	食物	重量	蛋白質	食物	重量	蛋白質
	飯	200g（1碗）	8g	厚片吐司	50g（1片）	4g
	麵	100g（1碗）	4g	菠蘿麵包	60g（1個）	5.5g
	饅頭	180g（1個）	14g			

雞鴨類	食物	重量	蛋白質	食物	重量	蛋白質
	雞蛋	60g（1顆）	7g	雞翅三節	1隻	14g
	雞胸肉	100g	23g	鴨肉	100g	21g
	雞腿肉	100g	19g	鴨血	100g	4g

海鮮	食物	重量	蛋白質	食物	重量	蛋白質
	鮭魚	100g	20g	草蝦（大）	1隻	2g
	虱目魚	100g	20g	劍蝦（小）	1隻	1g
	鮪魚罐頭	90g	20g	螃蟹	100g	15g
	鱈魚	100g	16g	文蛤	60g（20隻）	7g
	吻仔魚	100g	9g	牡蠣	65g（8隻）	7g

牛羊肉	食物	重量	蛋白質	食物	重量	蛋白質
	牛肉	100g	21g	羊肉	100g	21g
	牛肚	100g	20g			

	食物	重量	蛋白質	食物	重量	蛋白質
豬肉	瘦豬肉	100g	20g	熱狗	1條	7g
	五花肉	100g	15g	香腸	1條	7g
	豬肝	100g	22g	肉鬆	20g（三匙）	7g
	豬大腸	100g	7g	貢丸	1顆	3g
	培根	1片	3.5g	豬肉水餃	25g（1個）	2g
	火腿片	1片	3g			

	食物	重量	蛋白質	食物	重量	蛋白質
豆類	傳統豆腐	100g	8.5g	豆腐皮	100g（3片）	25g
	嫩豆腐	100g	5g	毛豆	50g	7g
	五香豆干	100g	15g	紅豆	50g	11g
	三角油豆腐	55g（2塊）	7g	綠豆	50g	11.5g
	日式豆包	35g（3塊）	6.5g	豆漿	300cc	9.5g

	食物	重量	蛋白質	食物	重量	蛋白質
其他（根莖蔬菜水果）	馬鈴薯	100g	2.7g	豌豆	100g	2.8g
	地瓜	100g	1.1g	綠豆芽	100g	3.1g
	芋頭	100g	2.5g	香菇	100g	3.4g
	栗子	100g（12個）	2.8g	草菇	100g	3.7g
	高麗菜	100g	1.1g	聖女番茄	100g（12個）	1.4g
	韭黃	100g	1.4g	百香果	100g（1個）	1.1g
	空心菜	100g	1.2g	奇異果	100g（1.25個）	1.1g
	四季豆	100g	2.1g			

第❷節

高蛋白、低熱量，
吃再多也不怕胖

攝取高蛋白質的同時，擔心熱量也超標了嗎？
可多吃瘦牛肉、雞胸、鮪魚。

　　我平日工作忙碌，所以也是標準的外食族。對於沒有時間自炊、大量運動的上班族來說，如果三餐外食還能達成塑身目標，一定再好不過！其實，只要懂得正確的外食，多數人都可以越吃越精瘦（請參考第2章）。

　　食物中含有各種營養成分，包括蛋白質、醣類、脂肪、維生素及礦物質等。而一般市面上販賣，俗稱奶昔的減肥飲品，就是把這些成分量化，讓人每天按體重喝下算好的量，獲得足夠蛋白質的同時，卻不會吃下多餘的熱量，達成減重的效果。

　　但光靠喝奶昔減肥，實在太缺乏人性，我還是喜歡吃到各式各樣美食的感覺。下面列出幾樣高蛋白質且低熱量的食物，**以及食用時應注意的地方**，供大家參考：

1. 瘦牛肉：滷牛腱區區4片就有7克蛋白質，我通常一次吃8片，可以獲得14克蛋白質，而總熱量也才85大卡。

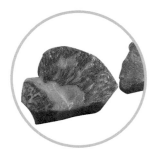

我也喜歡吃牛排，不過要挑部位，重量相同的菲力、沙朗或牛小排的蛋白質含量幾乎相等，可是因為沙朗及牛小排的脂肪含量高，熱量比菲力高了2~2.5倍，所以**會選擇吃熱量較低的菲力。**

2. 雞胸肉：絕對是減重的好幫手，蛋白質含量高，熱量又很低（比雞腿、雞翅都低），因此，請盡量選擇這個部位來吃。不過，還有一點要注意，避免吃到過度調味、或摻入過多油的雞胸肉。推薦有空時，到超市買一盒200克左右的雞胸肉回家汆燙當一餐，就可以有46克的蛋白質入帳，總熱量只有230大卡。

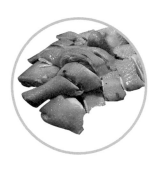

3. 雞蛋：一顆蛋白質為7克，而脂肪則有5.7克。很多人往往早餐一個蛋餅、中午又吃蛋炒飯或附蛋的便當，而偏偏不少人都有膽固醇偏高的問題，所以即便雞蛋熱量低又富蛋白質，我還是**建議一天最多吃一個就好。**

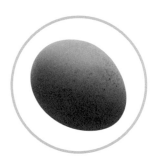

4. 鮪魚：也是減重好幫手，不過售價偏高，市面上常見的還是鮪魚罐頭。而一般人早餐常吃的鮪魚三明治或鮪魚蛋餅，通常添加不少熱量高的美乃滋。

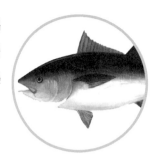

所以，若能在家用餐，我很建議買「水煮」鮪魚罐頭配稀飯吃，一次吃掉半罐45克，就可以獲得10克的蛋白質，而熱量只有42大卡。至於「油漬」鮪魚罐頭，光熱量就近乎水煮的3倍，千萬不要買錯。

5. 豆類製品：比方說自助餐常見的滷豆腐，能帶來飽足感又能照顧到瘦身需求。若是在家吃，我會買豆腐皮丟在麵裡面煮，通常一次吃兩片，這樣就吃下17克的蛋白質，但熱量只有132大卡。有時候也會換口味買傳統豆腐，其蛋白質含量雖然不如豆腐皮，可熱量是豆腐皮的一半以下，絕對是最便宜的減重聖品。

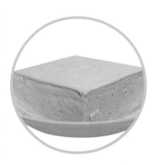

6. 無糖豆漿：每天喝500毫升的無糖豆漿可以補充15克的蛋白質，而熱量只有160大卡。同樣是500毫升全糖豆漿的熱量大約300大卡，減糖則約225大卡，因此**強烈建議喝無糖豆漿**。但要提醒大家，500毫升就是每日上限了，為什麼呢？

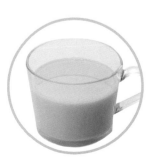

因為豆漿含有植物雌激素，如果過量飲用，等於補充過量的雌激素，女性可能會增加癌症的風險；男性則會抑制睪固酮（一種雄性荷爾蒙），由於睪固酮會強化肌肉和燃燒脂肪，所以過度飲用豆漿會造成睪固酮下降，反而不利於減肥。

7. 牛奶： 牛奶一樣有很高的蛋白質，不過近年有許多研究提出，牛奶不適合人體，甚至有害，這部分我持保留態度。因此我建議每天**最多飲用500毫升為上限**。事實上，我個人習慣**一天喝牛奶、一天喝豆漿**。

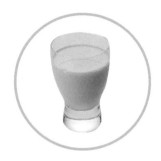

表4-3 高蛋白質、低熱量的食物

食物	小叮嚀
瘦牛肉	8 片滷牛腱的熱量只有 85 大卡，但有 14 克蛋白質。牛排可選擇吃菲力。
雞胸肉	200 克汆燙雞胸肉，可獲得 46 克蛋白質，但熱量僅 230 大卡。
雞蛋	一天 1 顆，避免高膽固醇。
水煮鮪魚	油漬鮪魚熱量為水煮的 3 倍。
豆類製品	豆腐皮的熱量為傳統豆腐的 2 倍。
豆漿	每天最多 500 毫升。無糖豆漿最好，但小心過量反而會不利於減肥。
牛奶	每天最多 500 毫升。也可和豆漿交替飲用。

三餐老是在外，是好還是壞？

我用自己某一天的外食菜單來舉例，估算一下今天吃進多少蛋白質。早餐吃了一個起司豬排蛋三明治和一杯奶茶、中午吃了15個水餃和一碗貢丸湯、晚餐吃了一碗飯，配菜是韭黃牛肉、麻婆豆腐、清蒸鱈魚和炒四季豆。

起司豬排蛋三明治的蛋白質為：起司4克、火腿3克、豬排9克、蛋7克、吐司8克，總共31克。飲料是奶茶，乍聽之下有奶，但因為不是純正的鮮奶，因此蛋白質含量非常低。

下次去便利商店時，隨便拿一瓶奶茶來看後面的標示，450毫升中的蛋白質含量最多也才1克。如果是喝鮮奶茶，要看鮮奶含量多寡，通常450毫升中頂多3克而已。因此，早餐合計吃下蛋白質32克。

再來是中餐，一般店家賣的水餃一顆重約25克（蛋白質2克），15個水餃共有30克的蛋白質。一碗貢丸湯兩顆貢丸，有6克的蛋白質，所以午餐共吃了36克的蛋白質。

晚餐一碗飯有8克的蛋白質、一人份牛肉大約2兩，16克蛋白質、麻婆豆腐有碎豬絞肉和豆腐，有10.5克蛋白質、鱈魚半片重50克，有8克蛋白質。而韭黃和四季豆（各100克重），也有3.5克蛋白質，所以晚餐合計吃了46克的蛋白質。

一整天下來，我總共吃了114克的蛋白質。

我當時的體重：80kg

目標體重：65kg

應吃蛋白質：（65 X 1.5）～（65 X 2）＝97.5～130g

→這一天吃進肚的114g蛋白質落在應吃範圍內。

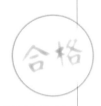

現在大家應該對蛋白質攝取量該怎麼計算有概念了吧！限於篇幅，無法一一列出所有食物的蛋白質含量。不過，只要每次買東西時，養成去看營養成分表的習慣就能知道了。若遇上未清楚標示的，就用上面原則估計，而自助餐的蛋白質估算法，可參閱本書第 2 章，只要多看多算幾次，你就會很有概念。

不過上面的一日飲食還有一個問題，蛋白質合格了，但熱量呢？

表4-4 連醫師一日飲食

	內容	蛋白質含量
早餐	起司豬排三明治 奶茶 	起司4g 火腿3g 豬排9g 蛋7g 吐司8g 奶茶1g
中餐	水餃15顆 貢丸湯	30g 6g
晚餐	飯一碗 韭黃牛肉 麻婆豆腐 清蒸鱈魚 四季豆	8g 16g（牛肉2兩） 1.4g（韭黃100g） 10.5g 8g（半片） 2.1g（100g）
合計		114g

如何吃進豐富蛋白質，又不用擔心熱量超標？

延續上面的例子：我那天總共吃了114克的蛋白質。

對我當時目標體重65公斤而言，等於每公斤體重有1.75克的蛋白質（114／65＝1.75），剛好落在蛋白質減肥需要的每公斤體重1.5~2克範圍內，可是為什麼我還是80公斤，瘦不下來呢？

答案就是，雖然我把蛋白質吃足量了，但卻沒注意到總熱量跟著超量。

這份菜單若加上卡路里就知道問題出在哪裡了（參閱表4-5）。早餐的三明治加奶茶，大約有650大卡；午餐15個水餃900大卡，貢丸湯有120大卡；晚餐白飯300大卡，牛肉至少200大卡，麻婆豆腐約150大卡，半片鱈魚約80大卡，青菜都忽略不計，整天下來少說也吃下2400大卡。

將2400除以30等於80，當然體重就在80kg瘦不下來。

應吃熱量：目標體重65kg X 30 ＝1950kcal

→這份菜單吃進的2400kcal，為80kg體重的熱量，因此不合格。

那麼，我該怎樣調整才好？先來檢討熱量，如果中午只吃10個水餃可以嗎？此外，若把貢丸湯改成無糖豆漿也是不錯的選擇。

　　無糖豆漿不含糖且高蛋白質、標準低胰島素飲食，絕對耐餓，而且500毫升也才160大卡，換掉了5顆水餃和貢丸湯（420大卡），讓午餐熱量一下就減少了260大卡。

　　晚餐改吃半碗飯（100克），然後把鱈魚增量到吃一片，這樣熱量又少了70大卡（鱈魚半片熱量是80大卡，半碗飯則是150大卡）。

　　可是一整天都沒吃水果很不好，那就把早餐那杯不健康的奶茶（150大卡）換成聖女番茄10顆（30大卡）吧！熱量又少了120大卡。調整後的總卡路里是1950大卡，剛好就是65公斤的人需要的熱量。

　　至於蛋白質，早餐的10顆聖女番茄，和一杯奶茶的蛋白質差不多相等。而午餐替換掉的5個水餃，加上貢丸湯的蛋白質有16克，取而代之的500毫升無糖豆漿則有16.5克的蛋白質，正好彌補水餃和貢丸湯的損失。

　　而晚餐少半碗飯，等於少了4克的蛋白質，可是鱈魚多吃了半片，等於多8克的蛋白質，所以新菜單的蛋白質總量提升到118.5克，等於每公斤體重1.8克蛋白質──合格！

　　所以只要吃對東西，減肥一樣可以吃得飽又美味。

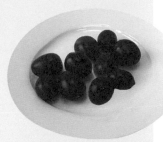

▲ 早餐可以把奶茶換成聖女番茄，熱量低又健康。

表4-5 目標65公斤的菜單

● 當前體重：80kg
● 目標體重：65kg
應吃蛋白質：（65 X 1.5）～（65 X 2g）＝97.5～130g
→應吃卡路里：65 X 30＝1950kcal

	內容	蛋白質	熱量	改善
早餐	起司豬排三明治	起司4g 火腿3g 豬排9g 蛋7g 吐司8g	500kcal	省下120kcal 聖女番茄，30kcal
	奶茶	1g	150kcal	
中餐	水餃15顆 貢丸湯	30g 6g	900kcal 120kcal	水餃十顆， 600kcal 500ml無糖豆漿， 160kcal 省下260kcal
晚餐	飯一碗 韭黃牛肉 麻婆豆腐 清蒸鱈魚 四季豆	8g 16g（牛肉2兩） 1.4g（韭黃100g） 10.5g 8g（半片） 2.1g（100g）	300kcal 200kcal 150kcal 80kcal	半碗飯，150kcal 鱈魚一整片， 160kcal 省下70kcal
合計		114g	2400kcal 超過應吃熱量	1950 kcal

※若是各位讀者覺得，每餐計算蛋白質攝取量有困難的話，可以回頭參考第2章「我三餐外食這樣吃，越吃越精瘦」。

第❸節

怎麼吃就是不會胖，
因為兩個進食好習慣

身體會傾向把多餘能量，以脂肪的型式儲存下
來，而儲存能量的相關基因，就是所謂的節儉基
因。

　　其實易胖體質和「節儉基因」有著相當大的關聯。遠古時代的
人類，需要花很大功夫，才能獲得食物來生存下去。這些好不容易
獲得的能量，如果有多餘的，身體就會儲存下來以備不時之需。而
能量儲存的形式有三種：蛋白質、醣類和脂肪。

　　蛋白質燃燒1公克可以產生4大卡的熱量，可是蛋白質對體內細
胞更有用處，拿來燃燒產生熱量，不符合效益；而醣類，也就是所
謂的碳水化合物，燃燒1公克也可以產生4大卡的能量；脂肪燃燒1公
克則可以產生9大卡的熱量，相較於醣類，不但效能更高且更容易儲
存堆積。

所以長期演化下來，我們的身體就會傾向把多餘能量，以脂肪的型式儲存下來，而儲存能量的相關基因，就是所謂的節儉基因，也有人叫肥胖基因。

目前肥胖基因的候選人，大約有一百多個。簡單來講就是，當你的身體從你父母繼承越多肥胖基因，你的生理機能就越節儉持家，存下更多脂肪，使外觀看起來比較福態。可惜，現代社會不再需要辛勤勞動就能獲得能量，使過多脂肪堆積，還會造成代謝症候群破壞健康。

然而，人類的基因不可能在短短數十年間有巨大的變化，但肥胖人口卻在幾十年間巨幅成長，這表示生活環境和飲食形態的改變，成為現代人肥胖最關鍵的因素。

沒關係，就算你先天多拿到了一些肥胖基因，本書教你如何透過調理後天環境來瘦身！另外，根據統計，高達80%的人，終其一生都有過體重過重或肥胖的問題，其中2／3都發生在20歲之後，所以不用太羨慕那些貌似不易胖的人，因為他們很有可能「不是不胖，是時候未到」。

和肥胖有關的基因目前發現有一百多個，造成肥胖原因各有不同，目前沒有基因療法，只能在其他地方想辦法。（例如：NPGPx基因和

BOING!

肥胖有關，若缺乏此基因，會造成體內高度氧化，脂肪細胞輕易堆積，但我們無法把基因嵌回去，只能增加抗氧化的環境來改善，如吃抗氧化劑）。

表4-6 節儉基因（肥胖基因）

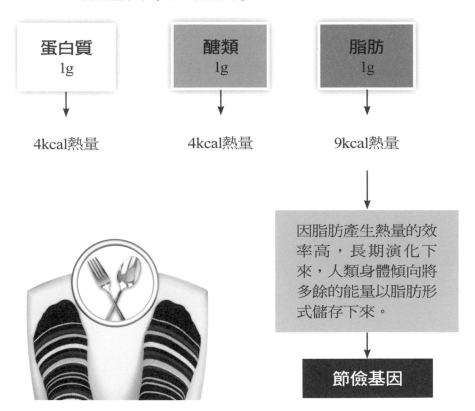

| 蛋白質 1g | 醣類 1g | 脂肪 1g |

4kcal熱量　　　　4kcal熱量　　　　9kcal熱量

因脂肪產生熱量的效率高，長期演化下來，人類身體傾向將多餘的能量以脂肪形式儲存下來。

節儉基因

多喝水不僅沒事，還能助你減肥

想減肥的成人，每天至少要喝2000毫升的水。雖然水果、湯或其他飲品也有水分，但還是建議光純水就應該喝到2000毫升，而且要平均的喝，這樣對身體循環才最好。大概一天喝6次水，每次350毫升左右。

喝水對減重的好處有三點：第一、燃燒脂肪需要水分，如果水分不夠，怎麼能瘦到最想消除的肥油？第二、很多人在減重過程中，可能因為吃得比較少，會出現便祕的狀況、又或者本來就有便祕的問題，減重時更嚴重。這時水就是最好的軟便劑。第三、水可以增加飽足感，讓你無形中食量下降，減少食入的總熱量。因此，請大家養成習慣，在吃三餐前，都固定喝一杯350毫升的水，剩下的3次就平均分配到其他時間喝。

進食的順序也很重要

首先，餐前喝一杯水，可以幫助代謝脂肪、利便、又能增加飽足感。喝完水後就能開始吃飯了嗎？正確來說，應該先吃菜，假設是外食或者聚餐，不是自己規畫好的飲食內容，很有可能因為隨便亂吃而前功盡棄，最後只好又自我調侃說：「下一餐再開始減肥好了！」當然，美食當前，你絕對有資格用大吃來慰勞自己，但請記

得**先吃蛋白質為主的食物，再搭配蔬菜**；因為蔬菜除了含有我們需要的維生素和纖維外，又零熱量、還能增加飽足感。

還有一點，進食過程絕對要細嚼慢嚥，這不只幫助消化，因為吃太快會來不及感覺飽，囫圇吞棗的結果就是吃超量而不自覺。所以，先吃蛋白質和蔬菜，慢慢吃個20分鐘後，如果還覺得餓，再吃澱粉類的食物。這種吃法一開始可能會有些不習慣，但久了自然能在不知不覺中下降澱粉的攝取量，進而降低總熱量。

表4-7 進食順序

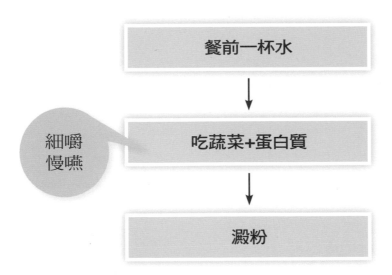

第**5**章

瘦得有型！
不怎麼動的「微運動」
與上相揉臉操

第**❶**節

就算稍重、一樣上相的祕訣：微運動

過度運動會讓人提早衰老，醫學上提倡的適當運動口號是「333」原則。

大家或許都有這種經驗，覺得某個人變瘦、變帥（美）了，可是一問之下，對方卻說體重沒變，為什麼會有這種錯覺呢？

就像當初我拍電視廣告時，大家都覺得我比四週前拍平面廣告時更瘦、五官更立體。但事實上，我的體重並沒有明顯變化，那一個月內，我只是想辦法將體內的脂肪組織改變為肌肉組織，不僅身體更健康、外表也跟著精實起來，看起來更帥氣（美麗）！

那麼，身體的脂肪組織是怎麼來的？當然是吃進來的！碳水化合物（醣類）和脂肪吃下肚，經過消化、分解、吸收、利用後，多餘的就轉成脂肪組織，留存體內。前面已教大家，如何調整飲食，來控制醣類的攝取量，以減少脂肪組織的生成。至於已經形成的脂肪組織，就要想辦法燃燒它，然後再堆疊上蛋白質，成為我們的肌

肉組織，這時就需要運動輔助。

用「333」原則，輕鬆運動

運動能消耗的卡路里不多，與其花半小時跑步，不如少吃幾口飯。所以一個大胖子要瘦身，主要手段絕對是飲食控制。既然如此，為何還要運動？因為運動對促進健康非常重要！諸多好處如下：

① 訓練心肺功能來鍛鍊體力，也能促進良好的新陳代謝，所以運動可以保持年輕。**但注意！過度運動也會讓人提早衰老**，所以適量最好。

② 舒展平日過度使用、或姿勢不良而僵硬的肌群，減少肌腱炎，並改善末梢循環。

③ 促進腸胃蠕動，減少脹氣，促進排便。

④ 改善胰島素阻抗，減輕不當的饑餓感，也降低糖尿病的風險。

⑤ 產生腦內啡，釋放壓力，協調自律神經系統，幫助睡眠。

⑥ 燃燒體脂肪，並增加血中高密度膽固醇（好的膽固醇），減少心血管疾病。

⑦ 增加肌肉組織，維持高基礎代謝率，不易變胖，又能擁有更美觀

的身材。

醫學上提倡的運動口號是「333」，就是不管你做什麼運動，跑步、游泳、打球都可以，只要**每週3次，每次30分鐘，心跳達到每分鐘130下**（老年人心跳每分鐘110下）即可。然而，運動分為有氧和無氧運動兩種類型，這兩類的運動對身體有不同的益處，我建議輪流進行。

「減肥」靠有氧，「養瘦」靠無氧

有氧運動是細胞在氧氣充分運作下，燃燒醣類、脂肪和蛋白質，來產生運動所需的能量，如大家所熟知的慢跑、游泳、騎自行車這類需要大量呼吸，低強度、能長時間進行的運動。

而無氧運動則是肌肉在氧氣不足的情況下，藉由葡萄糖不完全燃燒成乳酸的產能系統，所進行的高強度運動，體操、短跑、重量訓練都屬此類。

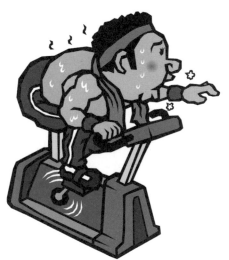

事實上，有氧和無氧只是比例問題，比如同樣是跑步，100公尺短跑衝刺，身體細胞根本來不及燃燒氧氣，因此屬於無氧運動。可是需要氧氣充

分燃燒的長距離馬拉松，就屬於有氧運動。

再舉拳擊為例，當拳手規律的保持身體跳動時，就是有氧運動，但揮拳出力瞬間的爆發力，肌肉會進行無氧燃燒，因此拳擊是有氧無氧各半的運動。

總結來說，有氧運動是需要持續一段時間的「中低強度」運動，頭20分鐘靠氧氣燃燒醣類產能，等醣類消耗得差不多了，就開始燃燒脂肪。不過一個小時內，蛋白質被分解的比例不高，但若運動超過一個小時，則大幅提升分解比例。

有氧運動的功用是訓練心肺功能、燃燒脂肪，因此建議不要連續做超過一個小時，免得大量蛋白質被分解，增加橫紋肌溶解症的風險。

無氧運動則是「高強度」、講究瞬間爆發力的運動，主要靠葡萄糖無氧燃燒產能，不太會消耗脂肪，但能堆疊蛋白質，增加身體的肌肉組織，可以提升肌力和速度，同時又能維持高基礎代謝率，打造不易發胖的體質。

若說**有氧運動是減肥，那無氧運動就是養瘦**。兩個對健康都很重要，若你習慣一次運動半小時，那我建議一次全做有氧運動，下一次再全做無氧運動（因為有氧運動要20分鐘之後，才會開始燃燒脂肪）。

如果你是一次運動一個小時的人，那就先做半小時無氧運動，接着再做半小時有氧運動。這順序可以藉無氧運動先消耗掉一些葡萄糖，接下來的有氧運動就能比較快燃燒到脂肪。但若是反過來，先做有氧運動燃燒葡萄糖的話，肌肉組織短時間內來不及補充葡萄糖，接下來可能會沒力氣進行無氧運動。

表5-1 有氧運動與無氧運動

	有氧→減肥	無氧→養瘦
類型	慢跑、游泳、騎自行車	體操、短跑、重量訓練
強度	持續中低強度運動	瞬間高強度運動
注意	運動開始燃燒醣類，20分鐘後輪到脂肪，但注意不要連續進行超過1小時，以免蛋白質過度分解，增加橫紋肌溶解症的風險。	雖然消耗脂肪效果不如有氧運動，但能堆積蛋白質，增加肌肉組織，維持高基礎代謝率，打造不易胖的體質。
建議	• 一次運動半小時的人：一次做全有氧，下次再換無氧運動。例如，今天半小時有氧運動，明天再換做半小時無氧運動。 • 一次運動1小時的人：先做半小時無氧運動，再接著做半小時有氧運動。	

第**②**節

六個動作，我消滅了 肉鬆肚和蝴蝶袖

無氧運動──讓你不流汗，也能練曲線；
有氧運動──讓你流點汗，產生幸福腦內啡。

　　我的無氧運動有六個動作，都很簡單，在家就可以做了。保持
習慣就能持之以恆！每個動作做15下算一組，可以做四組。

無氧運動：不流汗練出身體曲線

 瘦腰，帶出性感小蠻腰

目的：瘦腰圍、訓練腹肌和人魚線的動作

【**動作1**】面朝上平躺，雙腳彎曲，腳掌踩地，雙手放在大腿上，腹
部用力，讓身體往前彎曲，直到掌心碰到膝蓋後，再往回躺（但不
要完全躺下），重複此動作15下後，休息一分鐘再做一組，如果可
以就做四組共60下。

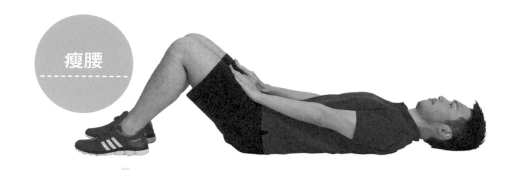

瘦腰

1

平躺，雙腳彎曲，腳掌踩地，雙手放在大腿上。

2

腹部用力，身體前彎，直到掌心輕碰膝蓋，再回躺。重複15次，休息一分鐘。可以的話做4組60下。

【動作2】上一個動作若做到脖子酸，則表示腹肌已經沒力，是靠脖子在出力。這時，接著換第二個動作。用雙手肘和腳尖撐地，腹部出力，把腰部和臀部往上提，記住要讓背、腰、臀成一直線，而非弧形狀，支撐一分鐘算一組。

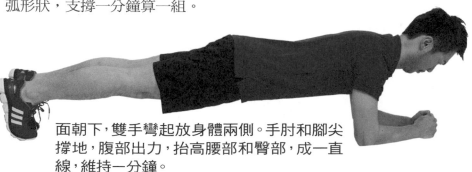

面朝下，雙手彎起放身體兩側。手肘和腳尖撐地，腹部出力，抬高腰部和臀部，成一直線，維持一分鐘。

健胸，胸部結實不下垂

目的：訓練胸肌和上臂曲線

別以為女生就不用練胸肌，這個動作可以防止女生胸部下垂，並同時雕塑上臂的曲線。

【動作3】雙膝跪地與肩同寬，雙手在肩膀正下方撐地，亦與肩同寬，小腹收，臀部夾，讓肩臀膝呈一直線。吸氣同時手肘彎曲，身體往下但注意腹部不要掉下去，吐氣時手肘用力伸直讓身體回來。

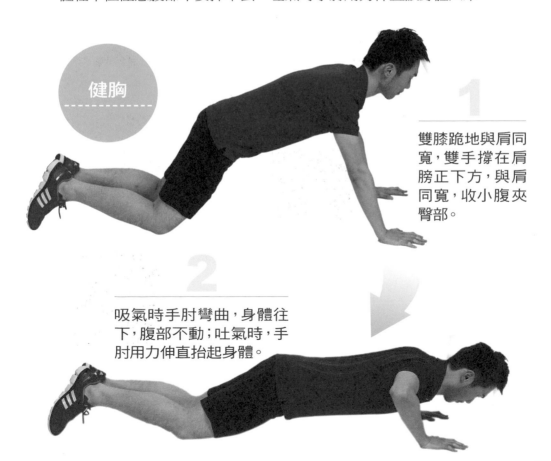

健胸

1

雙膝跪地與肩同寬，雙手撐在肩膀正下方，與肩同寬，收小腹夾臀部。

2

吸氣時手肘彎曲，身體往下，腹部不動；吐氣時，手肘用力伸直抬起身體。

125

細臂，跟蝴蝶袖說再見

目的：瘦手臂，鍛鍊肩膀和上背部

【動作4】正面挺胸，四指握拳，大拇指朝上，吸氣時手臂從身體側邊往上抬至頭頂，吐氣回，可以感受到肩胛骨的旋轉。

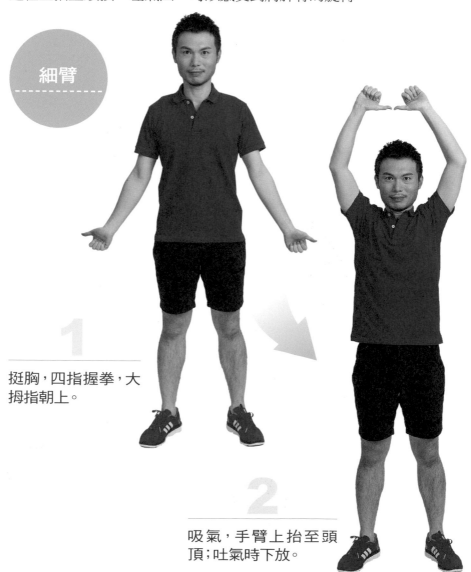

細臂

1 挺胸，四指握拳，大拇指朝上。

2 吸氣，手臂上抬至頭頂；吐氣時下放。

輕鬆穿下更小號的褲子！

目的：鍛鍊臀部和大腿的動作

【動作 5】雙腳打開，與肩同寬，腳尖朝前，吸氣往下蹲坐，直到大腿
與地面平行，吐氣同時站直，注意整個動作腳跟都要著地。

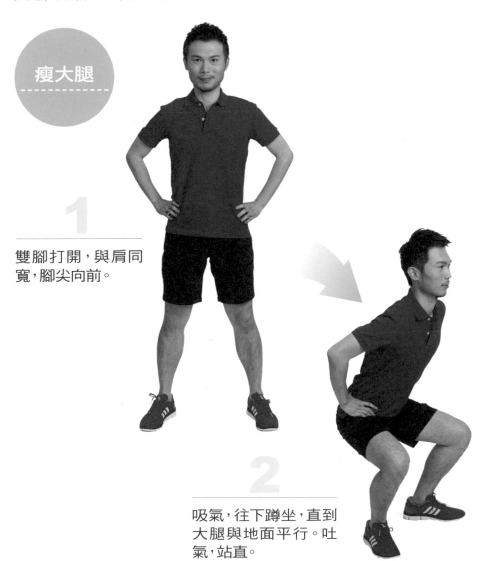

瘦大腿

1

雙腳打開，與肩同
寬，腳尖向前。

2

吸氣，往下蹲坐，直到
大腿與地面平行。吐
氣，站直。

127

【**動作6**】吸氣往下蹲坐，膝蓋與腳尖同方向，吐氣回，此動作是加強
大腿內側的肌肉訓練

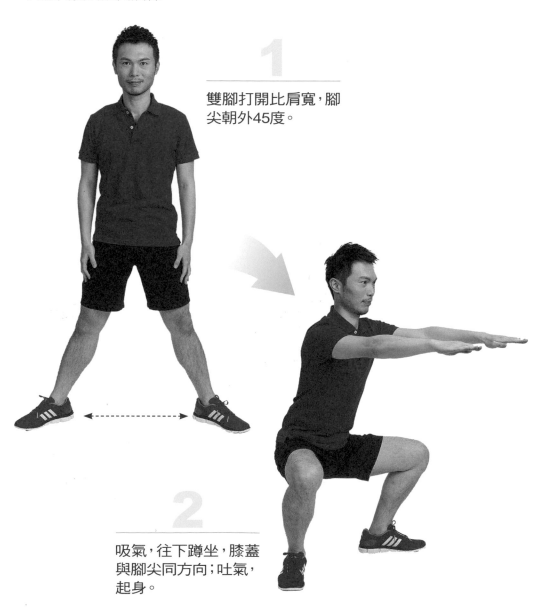

1

雙腳打開比肩寬，腳
尖朝外45度。

2

吸氣，往下蹲坐，膝蓋
與腳尖同方向；吐氣，
起身。

有氧運動：流點汗，增加幸福腦內啡

我的有氧運動就是跑步，剛開始體力好點，先快跑個15分鐘，身體有點累了之後，放慢速度續跑5分鐘當作休息；然後再加快回到正常速度跑5分鐘，最後再減速跑5分鐘當作緩和，一次總共半小時。

如果你膝蓋不好怕跑步，則可以選擇游泳或騎自行車，游泳消耗的熱量是每公斤每小時8大卡，騎自行車是每公斤每小時3大卡，其實也都不多，但有氧運動有降低體脂肪、鍛鍊心肺功能、又能產生腦內啡等諸多好處，是健康生活必須的。

讓你更上相的六個臉部按摩

以上六個無氧動作，除了能訓練肌群，也能練出線條。但無論是與人面對面、或是透過影像，最重要的第一印象還是臉。臉看起來小，整個人自然也顯瘦。

而體內的廢物需要靠淋巴系統協助排掉，所以當淋巴循環不良時，也會造成局部水腫，按摩可以促進淋巴循環。

以下就教大家我每天洗澡時會進行的臉部按摩手法：

【**動作1**】手握拳，利用兩手的中指關節，由下巴沿著兩頰往上推至耳垂前方。

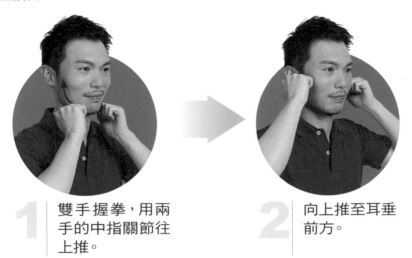

1 雙手握拳，用兩手的中指關節往上推。

2 向上推至耳垂前方。

【**動作2**】利用兩手小拇指的關節，順著顴骨下方，由內至外做 V 形按摩。

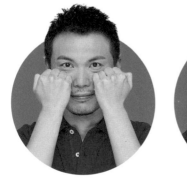
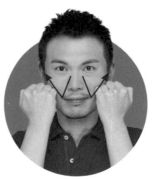
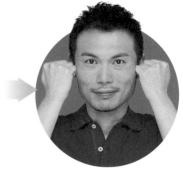

1 將兩手小拇指關節，放在靠鼻翼的眼窩下方。

2 順著顴骨往下再上拉，做 V 型按摩。

【動作3】利用中指關節，從太陽穴，由上往下推至顴骨下方。

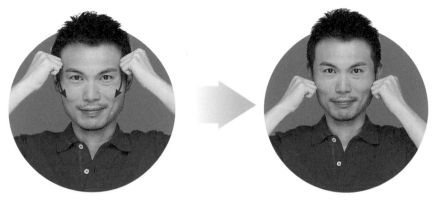

從太陽穴向下推至顴
骨，重複同樣動作。

【動作4】握拳，用所有的指頭關節，從脖子的兩側上方往下推至鎖
骨處。

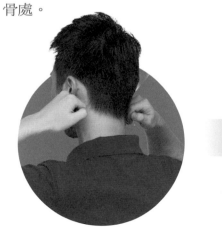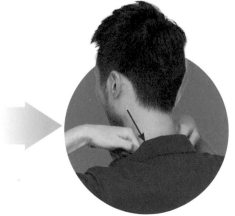

1 握拳，指關節貼
於耳後。

2 沿著脖子向下推
至鎖骨處。

【動作5】用大拇指用力按壓耳垂前方的顳顎關節處10秒，此關節平日控制嘴巴開闔，按此處可以幫助放鬆其上緊繃的肌肉。

【動作6】將手放在雙頰上並咬緊牙關，此時可以感受到一塊突出的肌肉，那就是吃東西時，使用咬肌的最大施力點，同樣用大拇指用力按壓此處10秒。

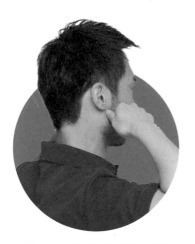

用大拇指用力按壓耳垂前方的顳顎關節處10秒。

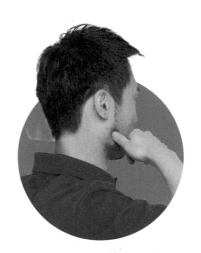

用大拇指用力按壓雙頰上一塊突出的肌肉10秒。

※注意：這6個動作可以反覆循環，每次做10分鐘，若你勤快點，每天早晚各做一次，效果更好。

　　不怕大家笑，當時為了拍電視廣告，我還上網買了幫助**瘦臉的輔助器**來天天刮臉，結果發現**一點效果都沒有**，還是**用自己的手「恬力」來按摩，才真見成效**。記住，**按摩時要用洗面乳或精油去推，才不會拉傷皮膚或製造皺紋**。

　　另外，早上起床盥洗時一律用冷水洗臉，因為熱脹冷縮的原理，用冷水清洗可以讓睡了一晚有點浮腫的臉，變得緊實。照著做就會發現，臉部線條只要立體一點點，馬上就好看許多！

　　而且，睡前洗臉時，若怕刺激無法直接使用冷水，也可嘗試在用溫水洗過後，再以冷水輕拍臉部。這麼做，除了能緊實毛細孔，對於臉部保養也更容易吸收。

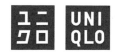

LifeWear

服裝由UNIQLO台灣優衣庫提供

第**3**節
喝水絕對不會害你變腫，水腫要這樣消！

黑咖啡、紅豆水，不管喝冷的或熱的，都能幫你排出水分。

常聽到有人誇張的說：「我連喝水都胖！」其實，水是幫助減肥的，多喝水絕對不會變胖，會胖的錯覺來自於水腫。

如果用指腹按壓皮下組織，凹陷處久久無法回復，這種水腫在醫學上叫凹陷性水腫（pitting edema），是由於心、肝或腎臟疾病造成的，需要去看醫生檢查原因治療。

但如果按壓後組織會彈回來，但人看起來就是腫腫、泡泡的，則是因為多餘水分滯留且淋巴循環不良引起。這類水腫，除了讓人變得不好看外，也代表你的生活形態可能有問題。例如鹽分攝取過高，導致血壓變高，若繼續惡化就要看醫生了。因此，就算不是為了外表好看，也要為了身體健康，好好處理水腫的問題。

少鹽、少糖，隔天起床不水腫

正常情況下，我們的腎臟會把多餘的水分排出，可是怎麼決定多餘的量是多少呢？這時就要看滲透壓。滲透壓是各種物質離子溶解在水中造成的壓力，這種壓力必須在血管壁的兩側（血液和周邊組織）達到平衡，否則便會進行交換。

舉個例子，今天我們吃得很鹹，血液中鈉的含量很高，滲透壓就變得很高。為了要平衡滲透壓、降低體內鹽分濃度，細胞會儲存水分，而腎臟也會減少排水，把這些水留在血管中，好讓滲透壓降回正常值。

細胞、血管及細胞周圍積水，就是水腫的最大元兇。此外，血管裡面的水分非常飽滿，血壓自然就高，所以說血壓高的人不能吃太鹹，就是這個道理。

其實高血壓的人豈止不能吃太鹹，也不能吃太甜，因為糖分一樣會造成血液高滲透壓，使過多的水分滯留體內而看起來腫腫胖胖。那如果怕水腫，完全不吃鹽和糖呢？這樣極端也不行，因為血管內滲透壓不夠，無力吸收周邊組織的水分，也會造成水分滯留在組織間，例如非洲小孩營養不良時的腹水，或者低血鈉造成的腦水腫等現象。血漿滲透壓正常值是275~290（mosmol／kg），太高或太低都會造成水腫，只是水腫部位不同罷了。

只要讓血漿滲透壓保持在正常範圍內偏低的數值，使水分滯留

少，人就不易水腫。回想你宵夜吃完鹽酥雞後，是不是很渴會去喝水，多喝水、再加上腎臟又減少排水，隔天早上便腫得很厲害。所以，少鹽、少糖，絕對是第一關鍵。

黑咖啡、紅豆水，排出體內多餘水分

我自己下廚時，調味都是有點味道即可，非常清淡。但我大多時候還是以外食為主，無法像女明星一樣，每口餐點都過水再吃，難以避免吃下過多的鹽和糖，造成水分滯留。

要如何才能加速腎臟將滯留的水分排出，減少水腫呢？有一些食物可以幫忙，第一個是黑咖啡，它非常利尿。當你睡了整晚沒起床小解，早上起床，臉水腫到不行時，來杯黑咖啡，就能很快把多餘水分排出。但千萬記得別加奶精或糖，因為這些添加物都會提高滲透壓，不利於腎臟排水。

如果你胃不好，不適合喝咖啡，那就喝紅豆水，它很溫和，消水腫的效果也非常好。做法很簡單，拿半斤紅豆洗乾淨，加約2000毫升的水，煮滾後，再用小火煮20分鐘，見水有微微呈現紅色即可。如果煮太久紅豆破掉，會讓裡面的澱粉跑出來，那這紅豆水就跟加了糖的咖啡一樣，失去利尿功效。不要吃豆子，只要喝紅豆水即可，喝剩的放冰箱，大約3天內喝完。（如果沒時

間自製，市面上也有粉泡式紅豆水）

有人說紅豆水要喝熱的，但我個人覺得不論冷或熱，排水效果都沒有差別。記得別煮到豆子破掉，也別妄想加糖來調味。我第一次煮紅豆水喝，就是為了拍電視廣告，心想怎麼有人能天天喝這個東西。但是相信我，人的味覺會改變，多喝幾次習慣後，就會覺得好喝。

再補充一點，很多人運動完，都會大量喝水或運動飲料。但事實上，補進去的水分或鹽分，比運動實際上流失得還要多，結果導致水分滯留而水腫。所以**我運動完一定先喝紅豆水，因為多喝進的水，它都會幫我排出來**。我喝過市售的紅豆水，效果差不多，但我非常建議自己煮，因為做法很簡單，而且更便宜、衛生、新鮮。

薏仁水也有類似的功效，只是處理上比紅豆水麻煩多。冬瓜也可以幫助消水腫，但料理過程中若是為了美味多添加調味料，吸收到人體後增加滲透壓，反而會讓利尿效果大打折扣。

表5-2　紅豆水做法

材料	半斤紅豆、2000cc水。
步驟	1.半斤紅豆洗乾淨後，加入2000cc水，開中強火煮至水滾。 2.轉小火煮20分鐘，直到湯水呈紅色即可。 3.只留煮好的紅豆水，豆子不要吃，大約3天內喝完。

※注意：別煮到豆子破掉，透出來的澱粉會增加無謂熱量。

第 6 章

重點不是體重，
而是體脂肪率

第❶節

她身高161、體重60、BMI 23，為什麼還要減肥？

代謝症候群與遺傳、高碳水化合物飲食及肥胖關係最密切。

　　在我們知道該吃什麼比較不容易胖、多吃什麼才有高蛋白後，難道就不會產生脂肪了嗎？人體分解食物後吸收的能量，會以肝糖型式儲存在肝臟和肌肉的組織間，但由於空間有限，所以多餘的能量會轉換成脂肪，囤積在皮下和內臟周圍，而這種囤積是沒有上限的黑洞。沒有上限的累積非常恐怖，因為當體內脂肪超過一個量時（體脂率男性大於23%；女性大於27%，參閱第143頁），會對身體造成很大的傷害。是什麼傷害呢？就是代謝症候群！

　　嚴格來說，**代謝症候群不算疾病，而是一種病前狀態，提醒你再不注意，下一步就會招喚高血壓、糖尿病、腦中風或心血管等疾病上身。**當然，代謝症候群也包含已被診斷為高血壓或糖尿病，正在服藥治療的病人。

如果你符合下表中的三項，即可被判定為擁有代謝症候群。據統計，台灣每5到6人就有一人符合。而代謝症候群的人，死亡率為一般人的五倍以上。

只要符合下列五項當中三項，就屬於代謝症候群

□男性腰圍大於90公分，女性腰圍大於80公分。

□空腹血糖濃度大於、等於100mg／dl，或有服用降血糖藥物。

□收縮血壓大於、等於130mmHg，
　或舒張血壓大於、等於85mmHg，或有服用降血壓藥物。

□空腹血中高密度膽固醇濃度過低
　（男性小於40mg／dl；女性小於50mg／dl）。

□空腹血中三酸甘油脂濃度大於、等於150mg／dl。

至於代謝症候群的成因，目前認為和**遺傳、高碳水化合物飲食及肥胖關係最密切**，既然遺傳基因無法改變，只能想辦法改善生活形態和減肥。而改善方式，可從下面五點著手：

1. 瘦腰：脂肪儲存部位有皮下脂肪和內臟脂肪兩處，皮下脂肪會讓人看起來又肥又腫，但**內臟脂肪才是真正傷害身體的兇手**，從腰圍可看出內臟脂肪多寡。腰圍正確的量法為，吐氣結束時，拿

圍尺以肚臍位置為準測量。健康的男性腰圍不超過90公分，女性則不能超過80公分。（如何瘦腰，可參考第5章）

2. 避免胰島素阻抗性：空腹血糖大於100mg／dl，代表胰島素阻抗性的出現。而肥胖正會促使它產生，且在血糖不穩定的情況下，也會發生嗜糖狀態，又更增加肥胖。如此惡性循環下，最後空腹血糖超過126 mg／dl，正式成為糖尿病。少吃高升糖指數食物，正是解決之道。

3. 維持正常血壓：若血壓大於130／85mmHg，則符合代謝症候群之一。大於140／90mmHg，則被診斷為高血壓。如何降地血壓，請參閱下一節。

4. 增加高密度膽固醇：膽固醇是一種體內脂肪，也是細胞膜上的重要物質，及許多荷爾蒙的主要成分。人體所需的膽固醇，2／3由肝臟合成，1／3則由食物取得，分為低密度和高密度兩類。低密度膽固醇會附著在血管壁上，造成血管硬化和發炎、高血壓、心肌梗塞、中風等疾病，因而被視為不好的膽固醇。

相對的，高密度膽固醇，除了會將周邊的膽固醇一起帶回肝臟代謝掉，也可以抗氧化抗發炎、保護血管，被視為好的膽固醇。如何增加高密度膽固醇，請參閱下一節。

5. 減少體內的三酸甘油脂：三酸甘油脂也是體內的脂肪，主要由消化吸收食物後，多餘的熱量轉化而成。所以，若三酸甘油

脂量偏高，絕對和熱量過度攝取有關。

這些多餘的三酸甘油脂會沈積在血管壁，加速血管硬化發炎，並降低高密度膽固醇，減少它對血管的保護力，對心血管簡直是雙重傷害。此外，三酸甘油脂過高亦會增加胰臟炎的發生機率。

真胖假胖，量過體脂就知道！

測量體內脂肪含量，比BMI更能知道你到底胖不胖，有三個方法：

1.使用體脂計測量（市面均有販賣）

男生理想的體脂率要小於23%，女生則要小於27%，把體重乘以體脂率，就是你體內全部脂肪的重量。

比方說，一個體重65公斤的女性，得出26%的體脂率，兩者相乘，可估算出體內有16.9公斤重的脂肪。

2.抽血

血中脂肪有三酸甘油脂和膽固醇兩項指標，當三酸甘油脂或膽固醇其中任何一項，在空腹時的血中濃度超過200mg／dl，則被診斷為高血脂症。

3.腰圍

脂肪最大的儲存空間就在內臟周圍，所以腰圍越寬，就表示脂肪越多。男性腰圍應小於90公分；女性腰圍小於80公分。

讓肌肉組織取代脂肪

雖然要有三項成立才叫代謝症候群，但如果一項都沒有，就表示你很健康。舉一個185公分高，體重86公斤的運動員為例，若單純計算BMI（詳見第1章22頁，計算標準體重）有25，但他的體脂率是16%，腰圍85公分，都落在正常範圍內，BMI稍高是因為他的肌肉組織很發達，重的是肌肉而非脂肪，因此他完全沒有減肥的必要。

體重（公斤）÷ 身高的平方（公尺）

→86÷（1.85X1.85）=25

我門診有一位女病友，身高161公分，體重60公斤，看起來有點肉肉的，可是她的BMI算起來23，是正常數值。那她需要減肥嗎？如果她的體脂率超過27%，或腰圍超過80公分，又或者抽血有血脂肪偏高，我仍會建議她減點「肥」，降低體脂率，最好還能增加肌肉組織，讓身體更健康。畢竟，BMI只是粗估，身體組成的比例要對，才是真正的健康。

那麼什麼是身體組成的比例呢？人體主要由水分、脂肪、蛋白質、礦物質和碳水化合物組成。其中水分占60%；礦物質5%，主要存在骨頭中；碳水化合物也就是醣類，大多以肝糖方式儲存在肝臟

內，約占2%；剩下的33%，就由脂肪（肥）和蛋白質（壯）互相拉鋸。

因此，兩個體重相同的人，會因組成比例不同，有不同的健康狀態。一個真的很胖的人，有可能脂肪就超過30%以上，壓縮掉身體其他成分的比例。

脂肪既是肥肉的元兇，但我們瘦身又少不了它的幫忙，如何降低體內的脂肪比例，又能維持健康，可以從改善平日攝取的脂肪來著手。

表6-1 人體組成主要成分

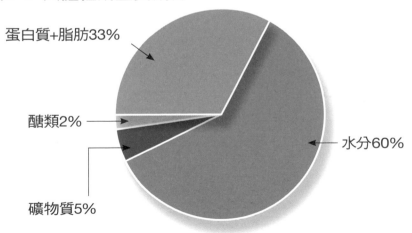

蛋白質+脂肪33%

醣類2%

礦物質5%

水分60%

第**2**節
零脂低脂更增胖，
你需要健康吃油的技術

魚油、堅果能幫助你降低食慾，穩定心情、改善
睡眠。

減肥的人都有種迷思，覺得脂肪熱量高，所以要吃得越少越好，很多食品甚至因為標榜低脂或零脂就熱銷非凡。其實，低脂或零脂的食品熱量來源常是碳水化合物，換湯不換藥，這些因誤會而吃下的碳水化合物，最後通通在體內轉化成脂肪，徒增甩油難度。

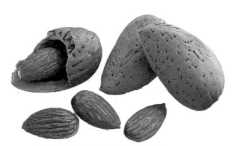

▲ 堅果類能幫助穩定食慾。

況且，人體本來就需要一些油脂，如果攝取的脂肪量太低，會引起荷爾蒙失調或便祕等情況，根本不健康！所以，我們當然需要脂肪，只是需要慎選攝取的油脂。

兩種脂肪酸：緩和食慾、睡眠安穩

脂肪進入體內後，會被分解成三酸甘油脂和脂肪酸，其中脂肪酸又分為飽和脂肪酸和不飽和脂肪酸。

不飽和脂肪酸中，有兩種是有益人體健康的，說明如下：

ω-3脂肪酸：魚油可改善胰島素阻抗、降低食慾

ω-3脂肪酸對維持健康有非常大幫助，有四大類功效：第一、能降低三酸甘油脂和低密度膽固醇，並抑制血栓，預防心血管疾

表6-2　ω-3脂肪酸怎麼吃？

富含ω-3脂肪酸飲食		吃法
	紫蘇油 芝麻油	若加熱會因氧化失去作用，建議做成醬汁使用。
	鮪魚 鮭魚 鯖魚	富含EPA和DHA，但若非生吃，而是經過烤炸處理，養分會因此流失。
	魚油	每天一顆，降低血脂肪，改善胰島素阻抗並降低食慾。

病。第二、可以**增加細胞膜彈性，降低血壓**。第三、**改善胰島素阻抗，有利減肥**。第四、**能減輕發炎反應，抑制腫瘤生長**。

此系列脂肪酸包含了 α-LA、EPA和DHA。 α-LA存在紫蘇油和芝麻油中，但這些油品若加熱，容易因氧化而失去效用，建議直接作為醬汁使用。不過即使直接作為醬汁食入， α-LA還要再轉換成EPA和DHA後才會發揮效用，而這轉換過程往往產量很少，還是直接吃富含EPA和DHA的魚類，如鮪魚、鮭魚、鯖魚更可靠。

不過，魚如果經過烤炸等處理（非生吃），也會流失掉不少的EPA和DHA。我的習慣是**每天吃一顆魚油作為補充**。乍聽之下，要減重還敢吃油，或許很不可思議，**其實補充魚油可以降低血脂肪，同時改善胰島素阻抗並降低食慾**，在許多實驗都已經證實可以幫助減肥。

 ω-9脂肪酸：腰果和杏仁，好眠、穩定心情不爆食

ω-9脂肪酸可以減少低密度膽固醇，並稍微提升高密度膽固醇，也能抗氧化，保護血管，像橄欖油裡就含有豐富的 ω-9脂肪酸，但不建議高溫使用，免得氧化而失去原本效用。

在食物方面，**腰果和杏仁都富含 ω-9脂肪酸**。堅果類也富含色胺酸，白天可以轉成血清素讓人心情穩定，夜晚就變成褪黑激素讓你好眠，有利於生長激素和瘦體素的分泌，同時又是低升糖指數

（低 GI）的食物，對胰島素分泌的刺激小，讓人食慾穩定、不暴食。

或許有人會擔心堅果偏高的熱量（因為油脂成分高）；不過這種擔心沒必要，因為堅果的油脂會被分解成健康的 ω-9脂肪酸，適量攝取，不但不用怕胖，甚至可以輔助減肥，獲得健康。

如果下午或傍晚感到有點餓時，我會吃**20顆的腰果或杏仁果（約170大卡）**，或者喝堅果飲品（約130大卡）來當點心。這兩者都是不錯的選擇，雖然20顆堅果的熱量看起來比一份堅果飲品高，但卻能有效降低晚餐的食慾。（因為堅果飲品額外添加的糖會讓GI值上升）

表6-3 ω-9脂肪酸怎麼吃？

堅果類食物	好處	吃法
堅果杏仁	●白天穩定心情 ●夜晚好眠 ●穩定食慾	下午或傍晚有點餓時，吃20顆腰果或杏仁果或堅果飲品當點心。

有害的脂肪酸，身材擴張的災難

說完要多吃的好油之後，接下來要談到盡量少吃，或應該避免的油脂：

ω-6脂肪酸：你的身材，決定沙拉油是好還是壞

ω-6脂肪酸就在我們平日都會吃的大豆沙拉油裡，其他市售如**紅花籽油，葵花油**，也都富含ω-6脂肪酸。不過同樣屬於不飽和脂肪酸，為何不列在上述的好油裡面呢？

因為這系列的油，在體內有兩條代謝途徑：好的那一條，可以抑制血小板凝結、控制細胞增生並減少發炎反應，還能擴張血管，最終減少血管硬化和降低血壓。而不好的那一條，作用完全相反，不但會促進血小板的凝集、增加發炎反應造成血管硬化，還會收縮血管增加血壓。

那麼，誰來決定ω-6脂肪酸會走哪條代謝途徑呢？當胰島素高的時候，就會往不好的方向走。誰的胰島素高呢？自然是胖子或嗜吃高升糖飲食，屬於心血管疾病高危險群的人。胰島素偏高的情況下，誘發ω-6脂肪酸產生不好的代謝物回頭傷害血管，這種雙重打擊對身體來說很恐怖。

還好 ω-3系列的EPA可以促使 ω-6脂肪酸走好的代謝途徑，所以前面提過的魚油，不只對人體有很多益處，還能幫助 ω-6代謝成好的產物，預防心血管疾病。可惜我們的飲食習慣中，常常都是 ω-6攝取太高而 ω-3太低，結果白白提高心血管疾病的風險。因此，就算不是為了減肥，為了健康也要降低這類油品的攝取量。

表6-4 ω-6 脂肪酸怎麼吃？

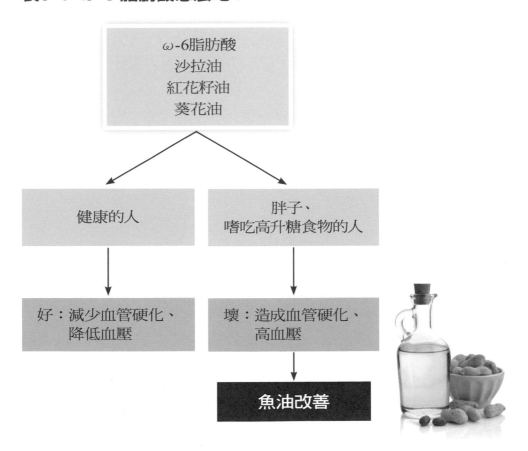

反式脂肪酸：零食等加工食品，肥油生力軍

不飽和脂肪酸如果在高溫烹調下，容易氧化變質，因此發展出把這些不飽和脂肪酸「氫化」的穩定方式，既可以防腐，又能維持口感，這做法被廣泛使用在餅乾、洋芋片、炸薯條、蛋糕奶油、奶精等許多加工食品中。

但近年來發現反式脂肪酸會增加低密度膽固醇（壞的膽固醇）和三酸甘油脂，同時降低高密度膽固醇，大幅提升心血管疾病的風險，許多研究甚至證實了反式脂肪和癌症的正相關性，對人體危害非常大。下次買食物前，請記得看背後成分表，若有反式脂肪就不要購買。

飽和脂肪酸：少吃豬油、牛油、椰子油，遠離心血管疾病

豬油、牛油等動物性脂肪，或者植物性的椰子油，在常溫下會呈現固體狀態，這就是飽和脂肪酸。相較於不飽和脂肪酸，飽和脂肪酸比較好消化，更容易燃燒成能量來源，而且長時間高溫烹調也穩定、不易變質。

但缺點就是攝取過多，會在體內轉換成大量的低密度膽固醇，增加心血管疾病的風險。建議攝取量不超過每天總熱量的10%，雖然實際上我們常在不知不覺間超量食入（因為有太多食品使用豬油）。

健康的吃「油」技巧

　　要健康，就要減少攝取不好的脂肪，有幾項原則供大家參考：

1. 自行料理食物時要減少煎、炒、炸，多用清蒸、水煮；若外食，少吃油炸物。

2. 使用不沾鍋，可以減少油的使用量。

3. 買加工食品時，注意營養成分表，若有反式脂肪，就不要吃。

4. 減少醬料的使用，如沙拉醬、沙茶醬、蘑菇醬等，因為這些也都是油做成的。

5. 天然食材中**動物皮、內臟和生殖細胞**（雞皮、豬皮、豬肝、豬腰、豬腦、雞肝、雞蛋黃、魚卵、蟹黃等）都富含飽和脂肪酸，要盡量少吃，人體雖然也需要一些飽和脂肪酸，但這些食物的含量都太高，常常一不小心就吃過量，就連雞蛋這種看似平常的食物，血脂肪過高的人最好不要天天吃。

第**3**節

減肥可有偷吃步？

BMI大於35以上的人，可考慮做胃改道手術，或較安全的胃內水球置放術，不用動刀也很安全。

時常有病友向我抱怨，每天因工作的關係，三餐作息不正常，應酬又多，很難去計算到底吃下多少熱量。索性購買時下流行的減肥藥，剛開始似乎有效，但花了一堆錢，沒多久又宣告減重失敗。

減肥藥的成分是什麼？真的有效嗎？舉個最新的研究來當例子說明：NPGPx基因目前被認為和肥胖有密切關聯，若此基因不夠活化，會使體內氧化壓力變高，加速脂肪細胞分化生成的速度。

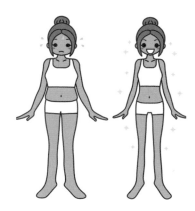

所以理論上，當抗氧化物質足夠時，脂肪細胞的分化累積可以受到抑制。在動物實驗中，沒有NPGPx基因的小鼠，一旦吃下高脂飲食，體重迅速增加。但若有服用一種化痰粉（acetylcysteine，有抗氧化的功效），則不會變胖。儘管目前還停留在動物實驗的

階段，但化痰粉可能不久後會成為減肥藥物。

除了化痰粉外的抗氧化物質也有效嗎？類似的研究很多，比方說減少脂肪的吸收到儲存，或者增加脂肪的燃燒代謝過程中，所有生化步驟所需的物質或輔酶，都有機會可以發展成減肥藥。

合格的減肥藥，必是根據學理上發展出來，再進行動物實驗，最後連人體試驗都通過，才能成立。看似層層把關，應該安全有效吧！告訴各位，**減肥藥確實有效，但安全則未必**。

世界知名的減肥藥「諾美婷」，在西元1997年獲得美國FDA核准上市，之後風行全球，在台灣也是銷售冠軍。結果2010年時，美國、歐洲、台灣等地陸續下架停售，原因就是此藥後來經研究證實，**會增加心血管疾病及腦中風的發生機率**。很多肥胖的人原本是為了避免心血管疾病，或腦中風而吃藥減肥，結果到頭來反而增加這些疾病的風險，無疑是本末倒置！

目前市面上唯一合法的減肥藥**羅氏鮮（Xenical）**，其作用是抑制腸道的脂肪分解酵素，讓食入的脂肪無法被分解，而原封不動的排出體外。但它只能抑制每餐30%的脂肪吸收，且**無法減少已經形成的脂肪組織**。所以，若不配合運動，此藥充其量只能減緩發胖速度，實際的減肥效果有限。加上它有幫助排油的效果，**常常會讓人不小心排出油便**。

　　再次強調，隨著科學進步，醫學結論也會跟著時代而改變。即使是上市的減肥藥，也不能保證百分之百安全，但只要用正確的飲食習慣，及健康的生活形態，就能百分之百獲得無後顧之憂的減肥成效，這才是本書最重要的觀念。

輔助減肥的營養素這麼多，我該信哪一個？

　　近年來，有許多根據學理基礎提出的天然成分，聲稱能幫助脂肪燃燒、或是減少脂肪囤積，有輔助減肥、減少復胖的效果。比方說，酵素、Q10、蝦紅素等等。不過我想針對兩個證據比較充分、作用清楚，我自己也親身實證過的天然營養素詳細說明：

多攝取富含維生素C的蔬菜，讓肥肚消下去

　　維生素C可以合成脂肪燃燒過程中所需的生化物質，所以當體內維生素C不夠時，脂肪燃燒的效率就會變差。有研究證實，維生素C不足的人，和足夠的人做相同的運動，脂肪分解量足足少了1／3。

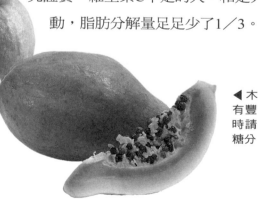

◀木瓜、芭樂、柑橘都含有豐富維生素C，但食用時請小心避免攝取過多的糖分。

其他研究也發現，血液中維生素C濃度越低的人，腹部脂肪越多。水果中，柑橘、芭樂、木瓜都富含維生素C，但由於糖分不低，若單靠吃水果來補充維生素C，要小心吃下更多熱量而本末倒置。而蔬菜中的**青椒、花椰菜、苦瓜**等，維生素C的含量不低，又近乎零熱量，是更好的選擇。

請注意，維生素C的角色只是用來輔助脂肪燃燒，超量攝取（每天超過1克），非但不能增加更多的脂肪燃燒，反而有罹患胃炎或腎結石的風險，因此適量即可。我的習慣是除了**每天正常的飲食外，會額外補充一顆500毫克的維生素C錠劑**，保持血液中高濃度的維生素C，脂肪就不易堆積造成復胖。

一天一杯黑咖啡，減少脂肪堆積

咖啡因就是從咖啡提煉出來的成分，當然茶也有咖啡因，只是含量比較低。咖啡是讓人又愛又怕的飲品，幫人提振精神、消水腫、減肥的同時，也會刺激胃酸分泌，增加胃潰瘍機率，或者影響鈣吸收，造成骨質疏鬆。

咖啡對減肥的幫助有二：一是增加正腎上腺素的分泌，刺激交感神經系統，興奮提神的同時，體內代謝跟著加速，熱量需求因而提升；二是延長一種用來燃燒脂肪的生化物質作用的時間，好提高燃燒效能減少脂肪堆積。

　　補充說明，曾有一種紅極一時，結合咖啡因和麻黃素的減肥藥，但由於安全性尚未建立，目前台灣沒有合法的代理。而市面上很多聲稱，塗抹後就可燃燒皮下脂肪的局部瘦身產品，主要的成分就是咖啡因。

　　由於我對咖啡因燃燒皮下脂肪的效果存疑，曾經花了不少時間使用許多牌子的瘦身霜，覺得沒有特別的效果，還是直接喝咖啡，增加代謝的感覺最明顯。不過**一天攝取的咖啡因不要超過300毫克**（約1.5到2杯，以星巴克為例，中杯美式咖啡約350毫升，含150毫克咖啡因。超商和連鎖咖啡店賣的240毫升小杯咖啡，約110~160毫克），也建議同時**補充維生素D來保鈣**。

　　順帶一提，維生素D雖然和減肥無直接相關，但近年來發現它除了可以幫助鈣質吸收外，也和許多癌症、免疫系統、及心智健康相關，所以不論有無喝咖啡，我每天會固定補充維生素D的錠劑。

動手術也非不可行

　　BMI（身體質量指數）大於35以上的人（參閱第1章，第23頁），就算超級大胖子了。所有研究都證實，過胖的人死亡率比平常人高非常多，因此可以考慮做**胃改道手術**。

　　此術是利用開刀，把胃賁門部接到空腸，等於透過縮小胃的

空間來減少食量，也讓吸收變差。此法雖然有效，但需固定補充維生素及礦物質，且術後仍有併發症或死亡率的風險，非不得已而行之。

若是BMI介於30~35的人，則可以考慮較安全的**胃內水球置放術**。方法類似照胃鏡，將空扁的水球放入病人胃中後，再注入500毫升含甲基藍染劑的生理食鹽水到水球中，讓胃產生飽足感而降低食量，達到減肥效果。

一般放置6個月後要再取出，若在6個月內水球破掉，甲基藍染劑在體內吸收後，透過尿液會排出體外，當你看到尿液呈現藍色時，就知道水球破了，然後用照胃鏡的方式取出。此法不用開刀，相對安全許多。

由此看來，這兩種術式的主要目的，是以減少食量的方式達成瘦身效果。因此，若你的BMI值沒有高得太誇張，利用本書的飲食法，絕對是最安全健康的減重方式。

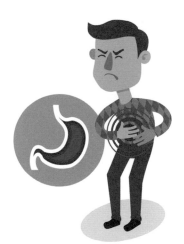

連醫師線上Q&A

Q：既然要減少熱量的攝取，那我早餐乾脆不要吃，如此少掉一餐的熱量，應該可以瘦更快吧？

A減肥要少吃沒錯，所以很多人認為反正早上時間很趕，乾脆不要吃早餐。 一天只吃兩餐，少掉一餐，總熱量應該會下降吧？其實大錯特錯，已經有研究證實，不吃早餐的人，他們會把熱量再分配到午、晚兩餐，而且最後兩餐總熱量，反而會超過吃三餐的人。進一步研究發現，人不吃早餐的那一天，午餐後的血糖增加幅度會變高，胰島素的濃度也升高，造成一種類似高升糖飲食的效應，結果導致最後總熱量攝取比吃三餐還高。所以想減重，絕對要吃早餐。

Q：到底是該先減少飲食的卡路里，還是提升蛋白質的攝取量，哪個對減肥比較重要？

A舉個我常講的例子，比方說今天有兩個人去大飯店的自助餐吃到飽，熱量吃得一樣多，可是一個人以吃蛋白質為主，另一個人則是澱粉吃得多。雖然這一餐的熱量已經吃得過多，可是到下一餐，澱粉吃多的那位，還是會餓、想吃東西，結果總熱量就繼續往上追加；而蛋白質吃多的那位，會覺得還是很飽，因此下一餐吃得少、甚至不吃，總熱量因而獲得控制。

　　當然我並不鼓勵這種不規律的大小餐行為，只是蛋白質為主的飲食方式，確實要比醣類為主的飲食方式，更容易達成總熱量的控制。**想減重，熱量控制絕對是首要條件，所以低卡路里減肥法永遠成立。**只是當我們進入中壯年之後，由於荷爾蒙的變化，光注意熱量的飲食計畫，常常會因為難忍的饑餓感而宣告失敗，此時就需要帶入低GI飲食來調整內容，提升蛋白質的攝取量，方能成功達到瘦身。

Q：我從小就胖，全家人也都是胖子。這樣的我，即使用基礎代謝率來減肥會有用嗎？

A　家人胖子多，有兩種可能性，一種是家族裡有較多的節儉基因盛行（詳見第4章），讓你們的身體更容易將多餘熱量儲存起來；第二種是全家人的飲食習慣長期以來互相影響，都是易肥胖的生活環境（嗜吃高脂多糖食物，吃宵夜等）。不管哪一種情形，用基礎代謝率來控制卡路里的攝取都很適用，只是第一種情況的話，你需要更有耐心，因為減重速度會慢一點；而第二種情況需要的則是決心，好抵抗生活中的各種誘惑。

Q：脂肪1公克就有9大卡，熱量好高，真恐怖！如果我食物都過水再吃，或者只吃汆燙的，應該可以降低更多卡路里，讓我瘦更快吧？

A脂肪的熱量是很高沒錯，但不要忘記，身體的細胞組織在結構上都需要脂肪，同時它也是負責身體正常代謝、維持基礎代謝率的荷爾蒙原料。如果這些荷爾蒙下降，對減重也相當不利。因此，我不建議完全不碰油這麼極端的做法。事實上，油也有分好壞，攝取好的油脂來源（如ω-3、ω-9，詳見第6章），並減少飽和脂肪酸（如豬油）的量，才是正確的做法。

Q：人說啤酒肚，喝酒真的會胖嗎？像酒精這類液體的飲品，通常會隨著尿液排出體外，所以喝多了也不怕變胖對嗎？

A別忘囉，一杯500毫升的啤酒，就有約200大卡的熱量，其他酒類當然也都有熱量。喝太多酒，和多吃其他食物一樣，都是攝取熱量。而這些多餘的熱量，會被轉成脂肪囤積起來，形成所謂的啤酒肚。其實喝太多酒不僅會變胖，對整個消化系統都有一定程度的傷害，像是增加胃潰瘍、胰臟炎、和酒精性肝炎甚至肝硬化的風險，不可不慎！

Q： 我是易水腫的體質，可是我胃不好，不太能喝黑咖啡，也不喜歡紅豆水和薏仁水的味道，還有別的食物可以幫助消水腫嗎？

A 西瓜也可以利尿，只是西瓜算蠻甜的水果，不小心吃太多，就等於吃進多餘的糖分。其實西瓜最利尿的部分，是靠近外皮那塊白白不甜的地方，如果想消水腫又怕胖，可以把中心較甜的部位給別人吃，只吃外圍的部分。

此外，冬瓜也利尿，把皮洗淨後，連皮一起煮湯，消水腫的效果更好。當然，也要避免過多的調味，否則成效將會大打折扣。

Q：市面上有很多減肥法，例如埋針線，又或者一些食用品如酵素、甲殼素等，這些對減肥到底有沒有幫助？

A 埋針線的原理是利用這些輔助物，持續刺激人體的某些穴道，來達成抑制食慾，進而減肥。所以，最終能減重的道理，依然是透過食量減少，來降低攝取的卡路里。此方法的關鍵就在於埋針線，到底是不是真的能抑制食慾？以醫學研究而言，當我們要探討一個方法是否有效時，不能只看有些人有效就說有效；必須是許多人同時使用這個方法，成功的人與無效的人相比，達到統計上的顯著差異，才能說有效。

　　然而，目前仍缺少大規模的醫學研究來證明其功效。同樣的，酵素等這些補充品，也有類似的問題。這些方法或許只在某些人身上有效。因此，不如從原理出發，選擇食物、控制卡路里，才是確定有效的王道。

Q：如果買滷味、麻辣燙、鹹水雞等這些可以自己選擇食材的餐點，多點蛋白質和蔬菜，應該有助於減肥吧？

　　A請記得不要點泡麵、鍋燒麵、豬血糕、糯米腸、水晶餃等這些澱粉含量高的食物，而炸豆皮、豆包、豬腸、雞翅、雞屁股等食材，雖然有蛋白質，但其脂肪含量也過高，也要避免。此外，滷味醬汁和調味料的熱量就將近200大卡，真心想減肥，沾一點點味道就該滿足了！麻辣燙的湯很好喝，但熱量更恐怖，真的不能喝。鹹水雞拌的醬料，熱量比滷味少一些，建議點無皮的雞胸肉和青菜來吃就好。

　　如果你敢吃生的，我要推薦一項祕密武器，就是生魚片。以熱量最高的鮭魚為例，六片生魚片（90克重），蛋白質有17克，熱量也才200大卡。等重的鮪魚生魚片，蛋白質更高，有20克，而熱量更只有92大卡！吃生魚片時配的芥末沾醬，熱量也很低。而且，吃生魚還可以大量補充健康的ω-3脂肪酸，一舉數得！

Q：我去日本玩時，發現胖子很少，他們的飲食有什麼祕密嗎？

A 有不少統計顯示，在已開發和開發中的國家中，日本的肥胖盛行率是世界數一數二低的。我認為和三個因素有關，第一是日本人的民族性重視外表，即使年紀大的人上街也會化妝打扮，自然重視體態而控制食量。第二是日本人大多時候吃冷飯（不只是壽司，一般便當也是冷飯）。

這些冷掉的飯，抗性澱粉的比例提升，原本一公克4大卡的熱量，下降到2.5～2.8大卡，自然比較不容易胖。第三點則是生魚片，若你敢吃生魚片，它絕對是很棒的減肥食品。

Q：之前很流行的斷食瘦身法（比方說一天吃、一天不吃）有用嗎？

A 這個關鍵在於斷食能不能真的降低攝取的總熱量，如果一整天不吃東西，結果隔天肆無忌憚的大吃大喝，熱量加總的結果往往和兩天正常的飲食相距不遠。而且就像前述不吃早餐一樣，很有可能因為內分泌失調，讓食慾更難控制。更何況，這種較激烈極端的斷食減肥法，不符合人體的正常生理，對消化系統傷害很大，就算真的瘦下來，也常賠了健康。

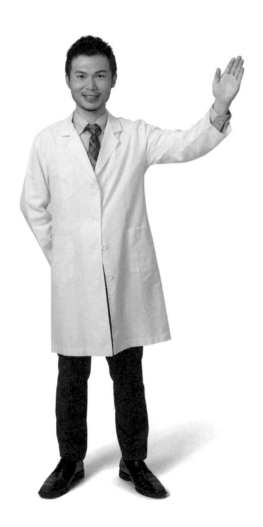

後記

一場愛滋針扎驚魂，讓我從中年肥變身型男醫師

　　嗶，嗶，嗶，call機突然響了，把正趴在病房小教室裡模糊打盹的我拉回了現實世界。哎！昨晚和女朋友Joan吵到三點才睡，難怪剛才讀了一會兒書就體力不支了。稍微整理一下精神，看了call機上的號碼，我便快步走去護理站。

　　「我是今天值班的實習醫師，有人call我嗎？」我問道。

　　「有，17房的病人要抽血。」一位正在寫護理記錄的護士小姐，抬起頭對我說。

　　「管子都備好了嗎？」我問。

　　「通通都備好了，放在後面的盤子上。這病人要抽非常多血，對了，提醒你一下，他是梅毒患者，主治醫師還懷疑他有HIV，等下你去抽的血當中有一管就是要送驗愛滋的，自己小心點吧！」護士小姐提醒道。

　　當實習醫師已經九個月了，之前也幫過不少疑似愛滋的病人

抽過血，所以當下也沒想太多，拿好醫材就走進病房。這個病人要做兩套血液培養，所以左右手要各抽一套血，當病人第二套的血抽完、並注入培養瓶中後，我便把用過的針頭回套。

沒想到此時精神不濟的我，在滿盤子都是檢驗管的眼花撩亂下，竟然手眼不協調的讓針頭從食指輕輕滑過。瞬間我的背脊發涼，但還是很鎮定的將檢體交回護理站。然後，我拿了一塊酒精綿擦拭食指的破皮處，感到微微的疼痛，也發現有點滲血，此時才和護士說，我被病人的針頭扎到了。護士聽到嚇了一跳，叫我快去急診處做針扎處理，同時也把那病人的血送緊急檢驗室化驗。

因為病人有梅毒，我在急診處打了盤尼西林作預防性治療。才剛返回護理站，就看見護理長，快步走來有點發顫的對我說：

「哎唷！連醫師，怎麼這麼不小心啊！緊急檢驗室打來說，那個病人血液呈現愛滋陽性反應。」

霎時間，我癱軟在椅子上，腦中一片混亂，只覺得被判了死刑，辛辛苦苦念了這麼多年書，結果正式醫生都還沒當到就結束了。護理長看到我那樣子，一時也說不出什麼話好安慰我，便開了一間沒人住的單人病房，請我先躺在病床上休息，說等會感染科總醫師會來看我。

在病房裡，我打了電話給要好的同學，告訴他們剛剛發生的事情，他們不約而同叫我別亂想，說等等就來看我。躺在病床上，

我覺得自己運氣真的壞透了，之前從沒被扎到過，現在怎麼一扎到就有事。也不知過了多久，病房門被打開了，是大學同學Adam和Dora。他們接到電話後，就約了一起來看我。當時，感覺好像是我躺在墳墓裡，看著好友們參加我的喪禮，來送我最後一程。

Adam個性樂天，笑嘻嘻的先開口：「厚喲！哪有這麼倒楣的啊，不過你不要擔心， 因為你是做好事，我相信老天爺不會虧待你啦！」

Dora也接著說：「我剛查了一下，被愛滋針頭扎到而感染的機率，只有千分之三，而且24小時內投藥還可以把感染風險降更低。」

此時門又開了，走進來的是感染科的總醫師。「學弟，我剛聽到是你被扎時嚇了一跳，不過別擔心，魔術強森（＊）每年花大筆錢在做HIV的研究，我看這個病幾十年內就會被破解。快找人去幫你拿藥，你現在就好好吃藥，就算你真的中了，絕對可以撐到HIV 被破解的那一天。」學長不改他平日幽默作風對我說。

Adam按學長指示幫我拿來了一大包藥。我看了一下，有兩種藥，竟然一天要吃到八顆，雖然驚訝，不過我還是趕緊把藥吞下。

＊ 魔術強森（Magic Johnson）：1958 年生。美國1980 年代的頂尖NBA 球員。於1991 年宣佈感染愛滋病毒後，成立基金會致力於愛滋病的預防及研究。

七點多時，感染科的教授下了門診也過來病房看我，他囑咐我務必要忍耐，好好吃完一個月的藥。教授走後，我們也離開病房，隨意去街上吃了點東西就回宿舍了。

. . . .

那天晚上在宿舍，一熄燈不到五分鐘，Adam的鼾聲照例規律的傳來。這九個月來的實習生涯，常常讓我累到晚上一沾上枕頭，頭一歪就睡著了。今天下午的驚慌失措、腎上腺素耗盡後的全身乏力，更是讓我感到疲憊至極，然而灰色的腦細胞，卻像壞掉的電路板，在該斷電的情況下，突然又在某處沒邏輯的漏電，然後無限迴圈，不得安寧。

我在想，要是被感染了該怎麼辦？去環遊世界嗎？可是身體有病，遊山玩水會開心嗎？該告訴家人這件事嗎？講了，他們勢必會受折磨；如果不說，我能一個人承擔壓力嗎？我也想到了Joan，雖然這半年來常吵架，但我認為那是情侶必經的試煉，我們一直都在努力磨合着。可是現在，如果我把針扎的事情告訴她，她絕對會選擇繼續跟我在一起，但內心一定也會感到害怕。明知她會非常害怕、卻要她承諾繼續交往，對她是種煎熬，對我也是尷尬。我滿心以為等畢業後考上正式醫師，就和她結婚，進入人生下一個階段。結果看似順遂的路，卻這樣變了調。

隔天回到家，我看到媽媽在廚房忙，趁機把這件事輕描淡寫的帶過去。

「媽，昨天我幫病人抽血時被針頭扎到，那個病人後來被驗出有愛滋病，不過感染科教授說只要服藥一個月就會沒事，所以妳不用擔心。可是妳不要跟爸說，他的個性就會窮緊張，不要害他睡不好、血壓高，到時發生危險。」

「以後要小心點啦！好啦，沒事就好，我不會跟你爸講的。」看媽的回應，我也鬆了口氣。

晚餐後，我撥了電話給Joan。

「昨天值班很忙嗎？怎麼今天這麼晚才打給我？你還在生氣嗎？」

「沒有生氣，是很冷靜的在思考我們的關係。這半年我們真的吵好兇，什麼事都有爭執。兩人在一起本來就會有些摩擦，可是為什麼都溝通這麼多了，我們還是爭吵不斷？這讓我根本不能好好實習和讀書。我快畢業了，要是考不上醫師執照，我就什麼都不是。我想暫時分開冷靜一陣子，對彼此都好。」

Joan先是沉默，然後傳來啜泣聲：「對不起，我知道我不如你之前的女朋友，對你那麼百依百順，我做得不好。」

「不是這樣，妳很有個性沒錯，那也是我喜歡的一部分。只是我們現在卡住了，彼此需要空間和時間調整。」Joan哭了好一陣子，最後說：「就照你想的做吧。」便掛上了電話。我站在窗邊，

發著呆，手機突然響了，是Joan傳來的簡訊：只是分手說不出口。

這些無法說明的辛酸和委屈，讓我的淚水再也不住的湧現，滑落、滴下。

∙∙

服藥兩週後，我回感染科複診，抽血顯示我的肝功能和凝血功能有輕微異常。我跟教授說人整天昏昏沉沉的，精神很差，東西記不太住，教授說這都是藥物副作用。然而，最讓我難以忍受的一點，就是這個藥得空腹吃，但每次藥吃下去，就會一直噁心想吐，即使加了止吐藥也沒效。更因為吃這藥得大量喝水，否則容易腎結石，所以我每天都喝很多水，把胃喝的又飽又脹，想吐的感覺就更強烈了。難怪一開始教授叫我要忍耐把藥吃完，原來連吃藥都這麼痛苦！

就這樣撐著吃了快一個月的藥。那是一個值班的晚上，我在宿舍一邊 on call、一邊讀書，雖然如此，但吃藥以來我的讀書效率一直很差，眼看到了 12 點，也沒讀幾頁，吃了藥後，就發呆放空，好不容易熬到一點，便起身泡泡麵。

這陣子我養成吃宵夜的習慣，要靠食物的味道壓住噁心感，才有辦法睡著。看到Adam還在跟考古題奮鬥，我拿著泡好的麵，默默的走上頂樓去。頂樓的視線不錯，可以看到火車站的夜景，涼爽的晚風吹着，才吃了幾口，轉頭一看，是Adam也拿了一碗泡麵，走到我身邊。

「幹嘛不在寢室吃？心情不好噢？上來陪你，免得你突然想不開往下跳。」Adam開玩笑的說。

「存款都還沒用光，才不會往下跳呢。」我幽幽答道。

「你不要亂想，就專心準備考試，考取執照然後當住院醫師。」Adam是僑生，不用當兵，已經申請到內科的住院醫師。

「我現在情況很阿雜，不只是在等針扎最後的驗血結果。本來我膝蓋有傷，是補充兵體位，之前已經申請上住院醫師。結果上週接到通知，因為醫學系學生當兵比例太低，今年所有補充兵體位要再接受複檢一次，因此部主任說要是我一個月內拿不出體位證明，我的名額就要給備取的。

我想過了，要是針扎害我變成愛滋帶原，那我就直接免疫，可是也不用當醫師了。如果幸運沒事，但體位複檢沒在一個月內通過，那我還是會丟了今年住院醫師的工作。若是驗血和體位都過關，但以我現在讀書效率這麼糟的狀態下，到時，七月底國考沒通過，也是沒臉留下來。這簡直就像是要連續擲三個聖杯一樣，只要一個環節錯就全敗，可是這三件事，我現在一件能掌握的都沒有！」

聽到這麼失控的情況，Adam一時也無語。吃完麵後，我說：「大概從小到大都太順遂了，以前只要一點不如意，我就會像天塌

下來一樣沮喪。就當老天要我成熟吧，這次如果能歐趴，我發誓一定要成為世界上最快樂的人。」

∙∙∙

　　醫學院院長和教授在台上輪流致詞，台下的畢業生有的在整理儀容，有的小聲交談，周圍的家長們則忙著拍照，興奮的聲音此起彼落，整個會場充滿快樂的氣氛。Dora坐在我旁邊，小聲的問我。

　　「你爸媽不來參加你的畢業典禮啊？」

　　「我從小的畢業典禮都叫他們不用來的。」

　　「那 Joan 呢？你後來有跟她聯絡嗎？」

　　「自從她傳只是分手說不出口的訊息後，我們就再也沒聯絡了。」

　　「你不是跟她說暫時分開而已嗎？你一個月的驗血結果沒事啊！幹嘛不打個電話給她呢？」

　　「教授說要等三個月的驗血報告沒事，才能百分之百確定沒問題。」

　　「下週就滿三個月了，你不會有事的啦！Joan是個好女孩，快去解釋清楚，不要輕易放手。」

　　當我想再講些什麼的時候，悠揚的樂聲響起，頒發畢業證書的時間到了。聽見司儀唱名，我趕緊跑上台，當院長頒給我畢業證

書的那一刻，才驚覺七年原來這麼快，大一新生訓練的記憶還沒模糊，就已經要畢業了。我低著頭走下禮台，突然有一大束向日葵堆到我身上，抬頭一看，竟然是Joan，笑嘻嘻的看著我。她剪了一頭俏麗的短髮，臉上畫了點淡妝，耳朵上垂下的小小星型耳環，在我眼前跳呀跳。

「沒想到你真的去剪了短髮！」

「之前就想嘗試，但怕你不喜歡，現在就……剛好夏天也到了，換個髮型換個心情。」

「很好看，真的很適合妳。」

「謝謝，倒是你胖了不少，我以為你壓力這麼大會變瘦呢！」

「就像高三時都在讀書，沒運動就一直胖啊。」我不想提是因為吃藥，讓我養成吃宵夜習慣而推波助瀾的結果。

「我沒吵你這段期間，書有讀得比較好吧？國考都準備好了嗎？」

「嗯，還好。」我轉過頭，看著Joan的側臉，她微微笑著，小酒窩若隱若現，銀色耳環在夕陽下閃閃發亮。下週就滿三個月了，一個月的驗血結果沒事，我猶豫着要不要現在和她說。

「其實我今天是來恭喜你畢業，也是要和你道別的。」Joan先

開口。「你知道我叔叔在史丹佛教書，而我爸一直覺得新聞系的大學文憑現在並不吃香，所以他本來就叫我去國外讀研究所，但我之前因為不想和你分隔兩地，可是後來，嗯……現在叔叔也幫我申請好研究所，下週我媽會陪我先飛去那邊，一邊玩，順便安頓一些事情。」

聽到這些，原本想講的話，也只能吞回去。但它卻在卡在胸口，好悶！彷彿器官都被打結，組織都要缺氧壞死了。我奮力深吸一口氣，才勉強開口。

「史丹佛是超級名校，能申請上真替妳高興。」

「雖然叔叔在那邊，但跑去這麼遠的地方讀書，我還是有點緊張，不過我會努力的，你也好好加油吧，有空就常寫email保持聯絡噢！我要先回去了，不同方向，你不用送我了。」說完Joan便站起來，笑著朝我揮揮手，便往夕陽落下的那頭走去，我想起以往總是會先陪著她回家的。

我發呆看著她的背影，直到消失後才起身，朝相反方向走去。手上捧著的那束向日葵，在餘暉下，每一朵都開得那麼燦爛，彷彿對我微笑着，提醒我，要成為這世界上最快樂的人。

　　三個月過去，我驗血報告沒事，也順利通過國考當上住院醫師。然而我卻沒有成為世界上最快樂的人，白天工作的繁重、夜晚值班的壓力，大吃大喝變成我僅剩的娛樂。薪水單上的數字，員工體檢的紅字，對我都失去了意義⋯⋯。

　　直到有天早上突然暈眩到不能工作，看到家人們擔心的模樣，我才恍然大悟，原來健康不是為了自己，更是為了愛你的人。結果在醫院檢查出是高血脂引發的症狀，於是我又開始減肥了。而最後我也成功，並將這一切分享給大家。

　　到底有沒有成為世界上最快樂的人，對我而言，已經不再重要。歷經了許多人生波折後，我終於能更深遠的去思考、更寬闊的看待各種事物，更用心去感受每一個時刻，這就是一種幸福。如果這本書也能啟發你一些什麼，我也會感到幸福的。

我的一週熱量記錄表

下表請讀者自行填寫一週的飲食記錄。填完後，嘗試計算熱量，若有熱量太高的內容，試著代換成低熱量、富含蛋白質的低升糖飲食。

● 目標從 _____ 公斤到 _____ 公斤。

	星期一	星期二	星期三
早餐	菜單： 熱量： 共 _____ 卡	菜單： 熱量： 共 _____ 卡	菜單： 熱量： 共 _____ 卡
改善			
中餐	菜單： 熱量： 共 _____ 卡	菜單： 熱量： 共 _____ 卡	菜單： 熱量： 共 _____ 卡
改善			
晚餐	菜單： 熱量： 共 _____ 卡	菜單： 熱量： 共 _____ 卡	菜單： 熱量： 共 _____ 卡
改善			
合計			

星期四	星期五	星期六	星期日
菜單： 熱量： 共＿＿＿＿＿卡	菜單： 熱量： 共＿＿＿＿＿卡	菜單： 熱量： 共＿＿＿＿＿卡	菜單： 熱量： 共＿＿＿＿＿卡
菜單： 熱量： 共＿＿＿＿＿卡	菜單： 熱量： 共＿＿＿＿＿卡	菜單： 熱量： 共＿＿＿＿＿卡	菜單： 熱量： 共＿＿＿＿＿卡
菜單： 熱量： 共＿＿＿＿＿卡	菜單： 熱量： 共＿＿＿＿＿卡	菜單： 熱量： 共＿＿＿＿＿卡	菜單： 熱量： 共＿＿＿＿＿卡

附錄
正確的冥想坐姿

　　傳統而言，單腳放在大腿根部的盤腿坐，或是雙腳都放在大腿上的蓮花坐是最適合冥想的坐姿，因為這樣能讓冥想者下盤穩固、背部伸直。不過，如果盤腿讓你感覺不舒服或甚至帶來疼痛，你可以在膝蓋下方墊幾個靠墊，然後靠著牆坐，或是改成坐在椅子上也可以，只要記得腳要穩穩地平放在地板上。

冥想技巧1：聆聽

　　聆聽的技巧能讓你一步步將注意力放回自己的內心。你需要找一個安靜的環境，坐下來，然後在下面每個步驟停留三十秒到一分鐘。

　　1 聆聽遠方的聲音。可能是轟隆隆的車聲，或是飛過天際的飛機。

　　2 聆聽建築物外面的聲音。或許正好有一輛車駛過，或是鳥兒在窗外鳴叫著。

3 聆聽室內的聲音。可能是冷氣或暖氣，仔細聽聽它運作的聲響。

4 接著仔細聆聽你細微的呼吸聲。聆聽的長度視個人而定，如果你願意，可以停留久一點。仔細地聆聽、觀察自己的呼吸。

冥想技巧2：思緒歸類

我們腦中的思緒基本上都不脫兩種類型：回想過去種種、擔憂未來種種。下面這個冥想技巧可以幫助你在思緒湧現時，將它們系統性的歸類，進而更加掌握自己的內心。

首先，用舒服的方式坐好，背部挺直。把注意力放在鼻腔，觀察氣息的進出與起伏。做五到十次深呼吸，讓心靜下來。接著，注意你腦中出現的想法是否都與過去或未來有關？幫這些想法貼上「過去」或「未來」的標籤，分類完成之後就別管它們。如果這對你來說有點困難，試著把思緒的主題大聲說出來（例如「帳單」或「明天的行程」）。

（資料來源：大是文化出版《跑者瑜珈》）

Easy 034

我這樣吃外食，肉鬆醫生變型男

作　　　者／連天豪
責任編輯／胡靜佳
校對編輯／賀鈺婷
主　　　編／顏惠君
副總編輯／吳依瑋
發 行 人／徐仲秋
顧　　　問／蘇拾平
會　　　計／林妙燕
版權主任／林螢瑄
版權經理／郝麗珍
業務助理／馬絮盈
業務專員／陳建昌
行銷企劃／蔡瑋玲、林采諭
總 經 理／陳絜吾

國家圖書館出版品預行編目(CIP)資料

我這樣吃外食，肉鬆醫生變型男 /
連天豪著. -- 初版. -- 臺北市：大是
文化, 2015.09

　面；　公分. -- (Easy；34)
ISBN 978-986-5612-03-0(平裝)
1.減重 2.健康飲食

　　　411.94　　　104014668

出 版 者　大是文化有限公司
台北市100衡陽路七號八樓
編輯部電話：（02）2375-7911
購書相關資訊請洽：（02）2375-7911分機122
24小時讀者服務傳真：（02）2375-6999
讀者服務E-mail：haom@ms28.hinet.net
郵政劃撥帳號／19983366 戶名／大是文化有限公司

香港發行／大雁（香港）出版基地‧里人文化
地址：香港荃灣橫龍街78號正好工業大廈25樓A室
電話：852-24192288
傳真：852-24191887
E-mail：anyone@biznetvigator.com

封面設計／林雯瑛
內頁排版／林雯瑛
攝影／水草攝影工作室 鍾君賢；梳化／蔡琇惠
印　　　刷／鴻霖印刷傳媒股份有限公司

出版日期／2015年9月初版
定價／新台幣320元
ISBN 978-986-5612-030

有著作權‧翻印必究
Printed in Taiwan
（缺頁或裝訂錯誤的書，請寄回更換）

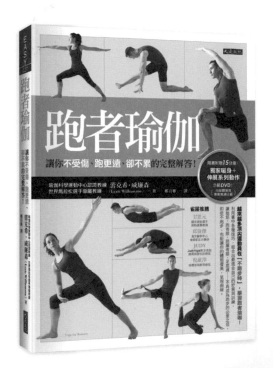

越來越多頂尖運動選手在「不跑步時」，
學習跑者瑜珈。
為什麼跑步與瑜珈，是超完美的訓練組合？
因為跑步是種重複的動作，只會用到特定肌群，
長期下來會造成肌肉上的傷害，
而瑜珈能改善肌肉使用不均的狀況，
能拉長肌肉、讓關節復位。

讓你不受傷、跑更遠、卻不累！

◎作者
瑜珈科學運動中心認證教練、世界馬拉松選手專屬教練
蕾克希・威廉森（Lexie Williamson）

◎譯者：鄭百雅
◎定價：499 元

我的健康日記

順暢力 x 代謝力

輕纖養成So Easy!

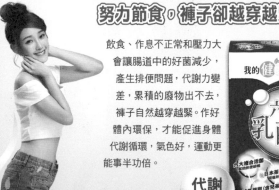

努力節食，褲子卻越穿越緊？

飲食、作息不正常和壓力大會讓腸道中的好菌減少，產生排便問題，代謝力變差，累積的廢物出不去，褲子自然越穿越緊。作好體內環保，才能促進身體代謝循環，氣色好，運動更能事半功倍。

代謝
Burn+

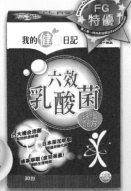

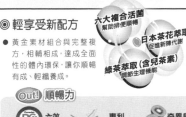

◎ 輕享受新配方

● 黃金素材組合與完整複方，相輔相成，達成全面性的體內環保，讓你順暢有成、輕纖養成。

Out! 順暢力
六效活菌　專利膳食纖維 Fibersol-2　奇異果酵素

Burn! 代謝力
日本茶花萃取　綠茶萃取(含兒茶素)　18種複合胺基酸 Amino

◎ 甜蜜微酸 即溶你口
● 酸甜戀愛水果滋味，糖果顆粒即溶你口，一再留戀的好味道。

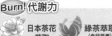
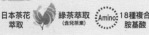

統一藥品股份有限公司　客服專線：0800-000-070（09:00-18:00 週一至週日）　康是美　watsons　各大藥妝與網路商店好評發售中(實際販售品項依各門市供應為準)
PRESIDENT PHARMACEUTICAL CORP.

小小堅果，大大活力！

「以前偶爾吃，現在應該天天吃！」

全面升級
夾鏈袋

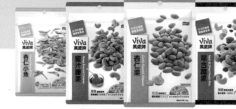

活力推薦
謝怡芬　Janet

每日適量堅果有益健康　衛生署飲食指南建議

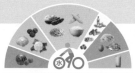

衛 生 署 飲 食 指 南 建 議 ： 每 日 適 量 堅 果 ， 有 益 健 康

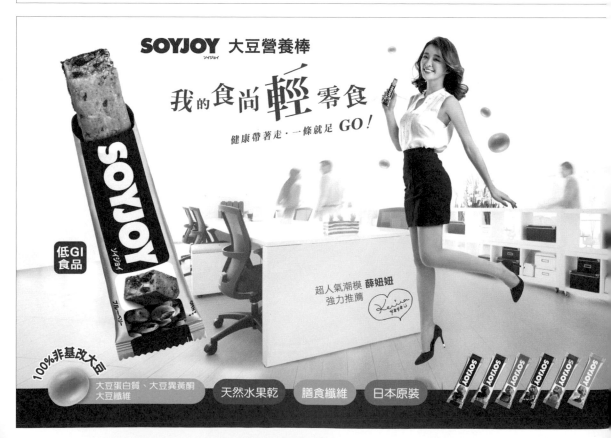

SOYJOY 大豆營養棒

我的食尚輕零食

健康帶著走·一條就足 GO！

低GI
食品

超人氣潮模 薛妞妞
強力推薦
Keira

100%非基改大豆

大豆蛋白質、大豆異黃酮
大豆纖維　　天然水果乾　　膳食纖維　　日本原裝

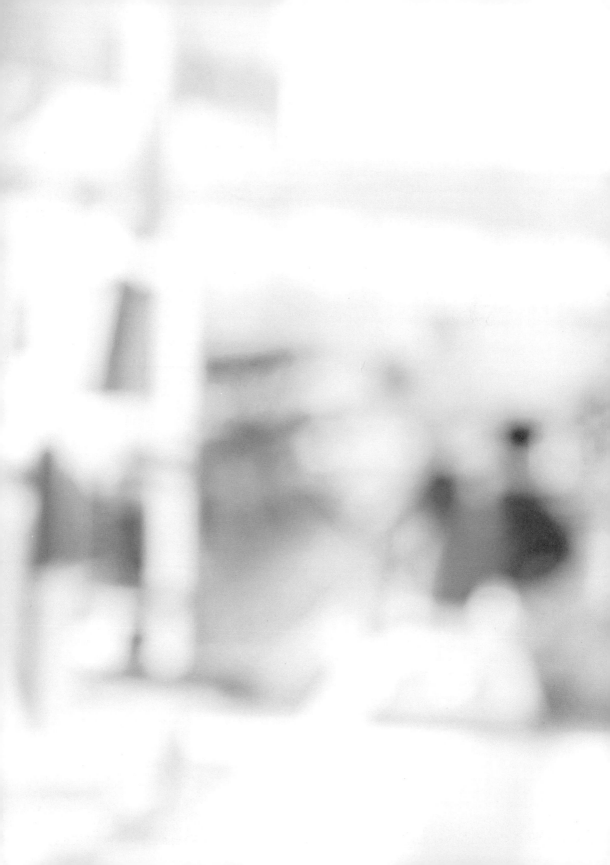

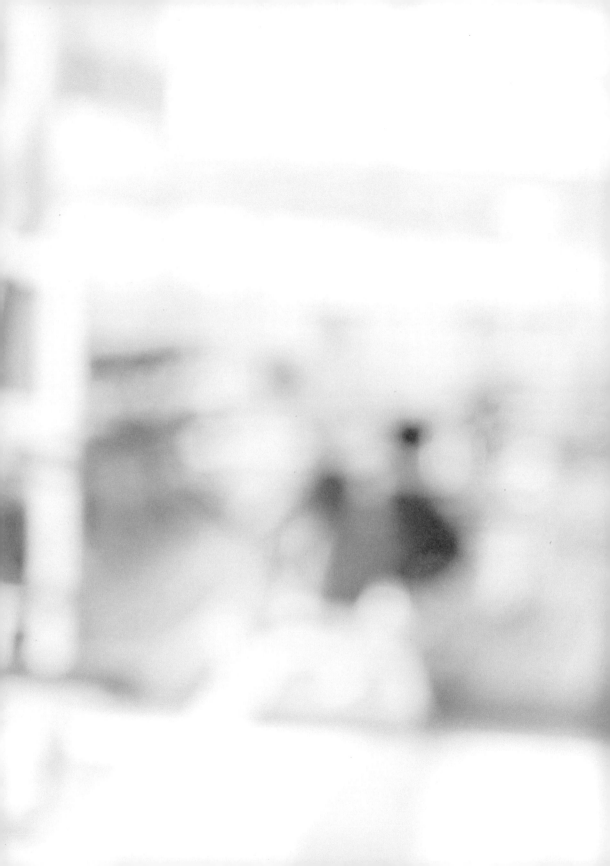

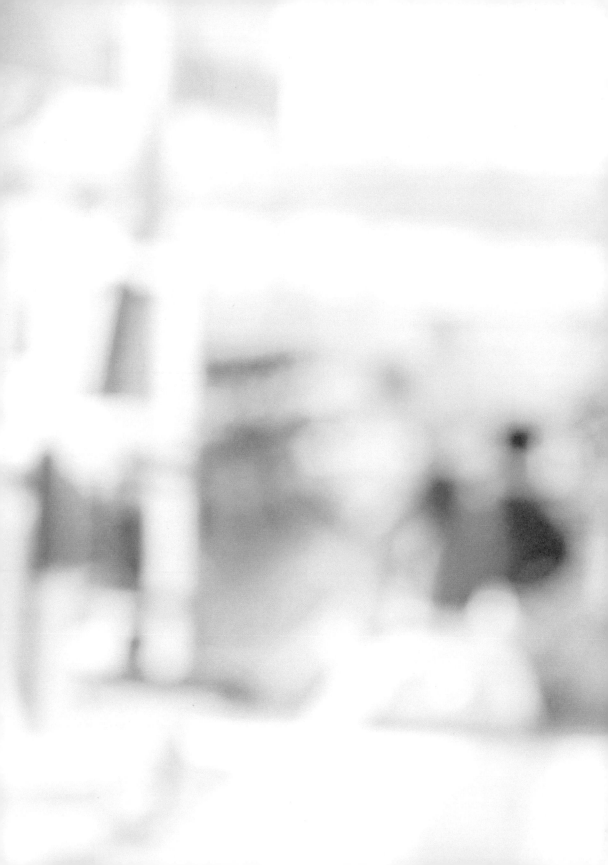

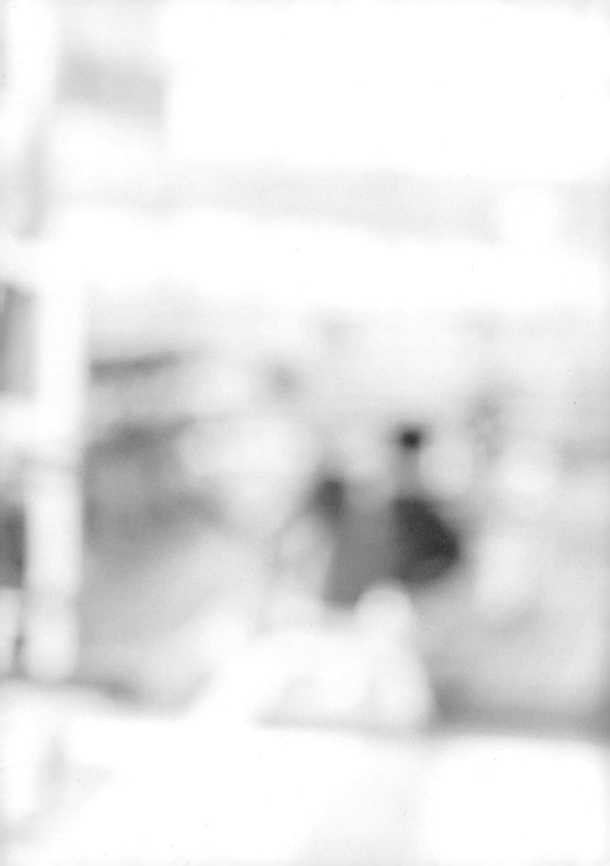